名院名医谈健康

摆脱

皮肤病

北京大学第一医院皮肤科主任医师　吴艳/编著

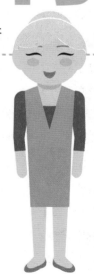

中国人口出版社
China Population Publishing House
全国百佳出版单位

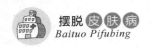
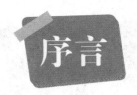

序言

　　现代社会追求完美无瑕的皮肤已经不再是某些爱美女性的专利，很多男性也开始注重获得健美的皮肤。拥有白皙光洁的皮肤不仅会给人留下深刻美好的印象，同时还会因为周围亲戚、朋友、同事的赞美和夸奖而使自己变得心情愉快、自信满满。然而那些有皮肤疾病的患者却往往会因为外在皮肤的病变，产生某种程度上的心理障碍，给自身的工作和生活造成负面影响。

　　作为人体最大的器官，皮肤无时无刻不在发挥着它的功能，人体的新陈代谢、水分和药物的吸收、体温的调节都离不开皮肤的参与，同时它还具有保护作用，避免人体受到外界机械性损伤和细菌、病毒的侵害。随着现代工业的发展，生态环境不断遭到破坏，加上人们工作压力的增加和一些不好的饮食和生活习惯，使得皮肤在各种因素的影响下出现"重重危机"，而这些"危机"若是处理不当就会引起各种皮肤疾病。

　　统计数据表明，几乎所有人都曾患过皮肤病，这主要是因为皮肤疾病的发病原因多种多样，稍不注意就会给致病因子可乘之机。譬如不注意个人卫生、运动或大量出汗过后不及时洗澡都会遭到细菌和真菌侵害，引起细菌性皮肤病和真菌性皮肤病，有些患者会因为对花粉和动物毛发过敏而引起过敏性皮肤病，还有些患者染上皮肤病是因为遗传因素，如寻常型鱼鳞病和银屑病。各种不同的皮肤病在治疗手法上千变万化，西医上外用的激素类药物以及抗生素药物，中医里的中药浴洗、针灸拔罐都可以用来治疗皮肤疾病，还可以根据病情的轻重采取中西医综合治疗的方式。

目录

目录

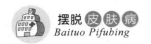

第三章 各种常见皮肤病与预防 ··················· 031

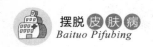

第四章 **皮肤病的家庭治疗方法** **093**

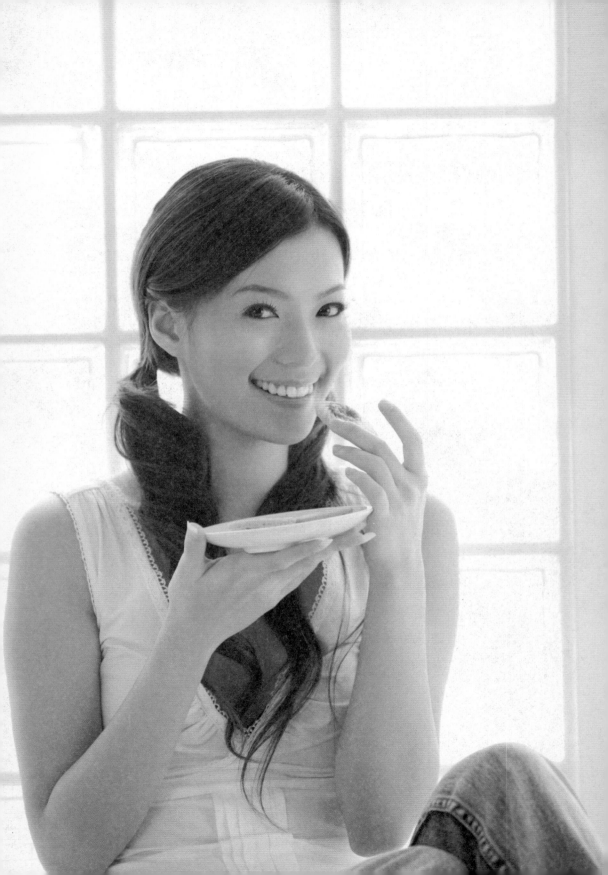

第一章

初识皮肤病

　　皮肤作为人体的第一道生理防线和最大的器官，时刻参与着机体的功能活动，维持着机体和自然环境的对立统一，机体的任何异常情况都可以在皮肤表面反映出来。认识皮肤病、了解皮肤病的一些基本常识，对我们在日常生活中维持皮肤的健康、对皮肤进行完美保养是非常有益的。

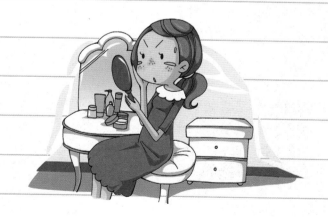

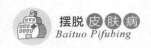
➕ 皮肤病自测：你是否患了皮肤病

皮肤病是一种听起来就会让人毛骨悚然的病症，因为它不仅表现在患者的外在皮肤上，同时也给患者的学习、工作和生活带来很多不必要的麻烦和心理上的阴影。那么，整日忙于工作的我们如何才能知道自己是否患上了皮肤病呢？做做下面的小测试就知道啦！

☐ 原本正常的皮肤开始出现肤色上的变化。

☐ 身体某处总是觉得瘙痒难耐，抓破后还渗血。

☐ 秋冬季节，皮肤异常干燥，甚至还会脱屑。

☐ 光滑的皮肤上出现"小疙瘩"。

☐ 天气寒冷时，皮肤总是开裂。

☐ 面部和身体上出现一些斑点。

☐ 皮肤上有局部的红肿和水疱。

☐ 食用海鲜等食物后，全身出现不适症状。

☐ 手掌、足部莫名其妙地掉皮。

☐ 指甲失去颜色，开始变灰。

以上所列举的各项中，若有一到两项出现在你身上，那么这可能是因为你最近的生活和饮食不规律所造成的，不能掉以轻心，因为它们很可能会诱发皮肤病；若有三到四项出现，那么你极有可能已经患上了皮肤病，此时你应当停下手中的工作，去正规医院接受检查，然后对症治疗，以免延误病情。

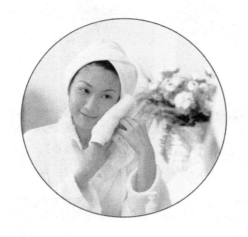

皮肤的结构

　　皮肤是人体最大的器官，虽然不同年龄段的人其皮肤的面积不同（如成人的皮肤面积约为1.5平方米，而新生儿则约为0.21平方米），但其总重量约占人体体重的16%。皮肤主要由表皮、真皮和皮下组织三部分组成，并含有附属器官（汗腺、皮脂腺、指甲、趾甲）以及血管、淋巴管、神经和肌肉等。

第一层：表皮层

　　表皮层就是皮肤最外面的一层，平均厚度约为0.2毫米，根据细胞的不同发展阶段和形态特点，由外向内可分为5层，分别为：

　　角质层。表皮层最外层的部分，是由十几层没有细胞核的死亡细胞所组成。当这些细胞脱落"阵亡"时，底下位于基底层的"细胞士兵"就会填补上来，形成新的"战线"——角质层。

　　透明层。由2～3层细胞核已消失的扁平透明细胞组成，其中含有角母蛋白（角母蛋白是一种未成熟的角蛋白），能够防止水分、电解质和化学物质的透过，是人体的一道天然屏障，透明层在掌、跖部位最为明显。

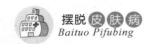

除上述两层外，还有颗粒层、棘细胞层、基底层，其中基底层细胞间夹杂一种来源于神经嵴的黑色素细胞，能产生黑色素（色素颗粒），决定着皮肤颜色的深浅，同时黑色素对皮下组织有保护作用，能够避免紫外线直接损伤深层组织。

第二层：真皮

真皮分为两层，上面靠近表皮的一层叫做乳头层，又称"真皮浅层"，下面的一层叫做网状层，又称"真皮深层"，两者并无严格界限。

第三层：皮下组织

皮下组织位于皮肤最深层，其厚度约为真皮层的5倍。它由疏松的结缔组织和大量脂肪组织所组成，皮下组织的厚薄因年龄、性别、部位及营养状态的不同而不同，它具有防止散热、储备能量和抵御外来机械性冲击的功能，除此以外皮下组织还包含了很多附属器官，比如汗腺、皮脂腺、毛发和血管、淋巴管、神经和肌肉等，它们一同维护着各项机体功能。

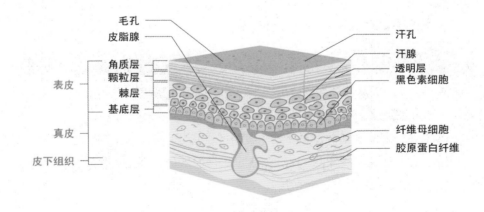

● 皮肤结构图

健康小贴士 >>>

　　皮肤的表皮层位于皮肤的最外层，所以也是最容易受到损伤的一层，比如皮肤瘙痒难耐用手去抓，就很容易引发感染。一般来说，人体的皮肤损伤若只是伤到表皮层，那么什么疤都不会留下；但如果损伤到真皮，那就有可能要落疤了，损伤越深，疤痕越深。皮肤是一个屏障，就好像战场上的某道防线，"防线"一旦被攻破，就一定会有损伤。

皮肤有什么作用

　　作为人体最大的器官，皮肤无时无刻不在发挥着它的重要功能，一般可将其作用分为保护、吸收、感觉、分泌与排泄、体温调节和代谢六大类。

皮肤的保护功能

　　皮肤覆盖在人体表面，真皮中含有大量的胶原纤维和弹力纤维，使皮肤既坚韧又柔软，具有一定的抗拉性和弹性，所以皮肤在受到外力摩擦或牵拉后，仍然能够保持完整，并在外力去除后恢复原状。疏松的皮下组织含有大量脂肪细胞，具有软垫作用，就好比给机体套上了一个隐形的"缓冲层"，缓冲外来的机械性冲击力。与此同时，皮肤表面的皮脂膜呈弱酸性，有抑菌、杀菌的作用，能阻止细菌、真菌的侵入，角质层和黑色素颗粒能反射和吸收部分紫外线，阻止其射入体内伤害内部组织，保护身体免受日光的损害。

皮肤的吸收功能

　　皮肤并不是绝对严密无通透性的，它不仅能够吸收外界物质，而且还具有一定的选择性。皮肤吸收外界物质有三种途径：（1）营养物渗透过角质层细胞

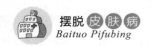
膜，进入角质细胞内；（2）大分子及水溶性物质可少量通过毛孔、汗腺被吸收；（3）少量营养物质通过表面细胞间隙渗透进入真皮。三种吸收途径中以角质层吸收为主，角质层的角蛋白不仅能防止体液外渗，有助于减少水分蒸发，而且它的吸水性较强，一般含水量不低于10%，能维持皮肤的柔润，如果低于10%，皮肤就会干燥，出现鳞屑或皲裂，人类包括动物的皮肤，在浸泡水中一段时间后会出现起皱的现象正是由于角蛋白的吸水作用。

皮肤的感觉功能

皮肤内含有丰富的感觉神经末梢，可感受外界的各种刺激，产生两种不同类型的感觉。一类是单一感觉，皮肤中感觉神经末梢和特殊感受器感受体内外的单一刺激，如触觉、痛觉、压觉、冷觉和温觉；另一类是复合感觉，是皮肤受到刺激后经神经末梢和感受器传入中枢神经，由大脑综合分析形成的感觉，如湿、糙、硬、软、光滑等。

皮肤的分泌与排泄作用

皮肤的分泌与排泄功能主要是通过汗腺和皮脂腺完成的。皮肤的汗腺可分泌汗液，皮脂腺可分泌皮脂，汗液的排出能够代谢出体内产生的废物，如尿酸、尿素等，而皮脂腺分泌的皮脂可在皮肤表面与汗液混合，形成乳化皮脂膜，滋润保护皮肤及毛发，同时这种皮脂膜还呈弱酸性，可抑制皮肤上微生物的生长。

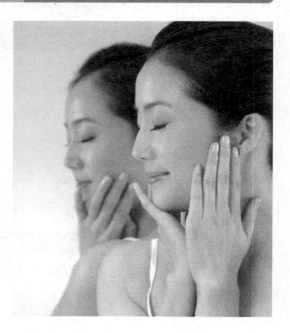

皮肤的体温调节功能

皮肤是温热的不良导体，当外界气温较高时，皮肤的毛细血管网就会大量开放，体表血流量增多，皮肤散热增加，使得体温不会过高。而当外界气温降低时，皮肤毛细血管网部分关闭，体表血流量减少，散热减少，使得体温保持恒定。所以皮肤的体温调节是通过皮肤毛细血管的收缩与扩张和汗液分泌减少与增加来调节对外界温度的适应，保持身体内部环境温度的恒定。

皮肤的代谢功能

皮肤作为人体的一部分，储存了大量的水分、脂肪、蛋白质、糖、维生素等物质，同时它还参与全身的代谢活动。皮肤中的水分和脂肪，不仅能够使皮肤丰满润泽，还能为机体活动提供能量，补充血液中缺失的水分和储存人体多余的水分，而糖的储存，能够调节血糖的浓度，保持血糖的正常。

健康小贴士 >>>

皮肤对于人体来说至关重要，它的各项作用若受到影响都会对人体健康产生某种程度上的危害，所以日常生活中我们应当保持皮肤的清洁，除去附着在外表皮的污秽物，秋冬季节干燥时可涂抹一些滋润霜，防止皮肤开裂。

皮肤病是怎么来的

皮肤病是常见病，其种类繁多，大约有1000多种，常见的皮肤病有银屑病、白癜风、疱疹、酒渣鼻、鱼鳞病、腋臭、青春痘、毛囊炎、手足癣，等等。名目繁多的皮肤病并不是由单一病因引起的，引起皮肤病的病因多种多样。

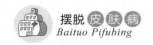

过敏可引起皮肤病 ◀◀◀

有些人的皮肤非常敏感，在接触到了一些树木、花粉，或者动物毛发后，皮肤就会马上出现不适症状，浑身瘙痒难耐，起红色小皮疹。紫外线照射也可致敏，这些人通常在日晒后发病，皮疹多发于面部、颈部和颈前"V"形区、手背及上肢，表现为小丘疹、小水疱、自觉瘙痒，严重时非光照部位也可起皮疹，不疼痛，瘙痒明显，消失很慢。同时富含高蛋白的鱼类、肉类、海鲜和抗生素类药物也可使易敏人群患上过敏性皮肤病。

感染引起皮肤病 ◀◀◀

很多皮肤病都是因为感染所引起的，最常见的就是由真菌和细菌感染皮肤而引起的皮肤疾病。真菌性皮肤病是由附着在皮肤浅部的真菌在适宜的温度和环境下大量生长繁殖，从而感染到皮肤以及黏膜、毛发和指甲等皮肤附属器，引发手足癣、体癣、甲癣等疾病。而细菌性皮肤病是由于细菌在正常皮肤或是已经有破损的皮肤上引起感染，诱发诸如脓疱疮、毛囊炎、疖、痈等疾病。常年从事机械维修、电镀印染的工作者，因为在工作中经常接触一些焦油和化学制剂，损伤皮肤堵塞毛孔，极容易诱发毛囊炎、痤疮等。

遗传和传染引起皮肤病 ◀◀◀

很多研究数据表明，遗传也是皮肤病的致病因素之一，银屑病、寻常性痤疮、白癜风、异位性皮炎、鱼鳞病、先天性掌跖角化症和秃发都具有遗传性，其中异位性皮炎更是具有一定家庭史，被认为是"湿疹中最难治的一种类型"。因传染而引起的皮肤病患者大多数是儿童，因为他们往往皮肤娇嫩，免疫力低下，很容易通过接触或者飞沫而传染，身体体质差的成年人也容易被传染。

身体其他器官疾病引起皮肤病 ◀◀◀

皮肤维持着机体和自然环境的对立统一，身体有任何异常情况都可以在皮肤表面反映出来。很多皮肤病都是内脏疾病的外在表现，譬如肝脏功能不良的病人其皮肤会出现毛细血管扩张，致使皮肤有色素沉着或特殊的紫癜性皮损出

现，黄疸病人常有皮肤瘙痒症，肝
硬化病人可有掌红斑或蜘蛛痣。

健康小贴士 >>>

　　预防皮肤病的发生可
以从一些生活小细节做起，
如保持皮肤的清洁卫生，油
性皮肤要经常用含有水杨酸
的清洁产品和温水清洗，干
性皮肤则应少用肥皂、少清
洁。皮肤上若出现小处皮损
不可大意，应当及时处理，
已感染的皮肤要在清洁的基
础上注意保护。过敏患者应
主动避开过敏原，防止皮肤
病的发生。

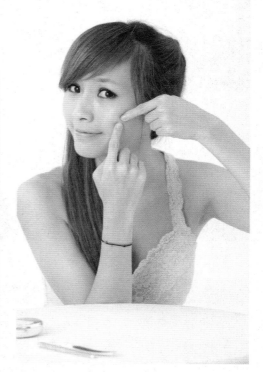

🔘 季节与皮肤病的关系

　　中医学理论对人体疾病与自然气候的关系早有精辟的论述，《内经》就提
出了人秉天地之气的"天人相应"学说，例如寒冷性荨麻疹患者遇到寒冷的气
候发病，皮肤瘙痒起风团样皮疹，到了温暖的气候环境，皮疹就消退不痒。除
此以外还有很多疾病的发病迹象都表明，季节与皮肤病有着"剪不断，理还
乱"的关系。

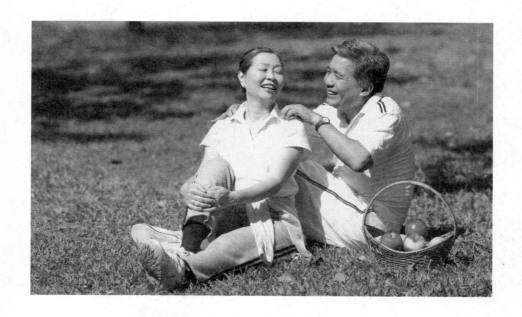

春季易诱发的皮肤病

过敏性皮肤疾病。伴随着春天的来临，多种树木及花草相继开花，飘浮在空气中的花粉很容易附着在皮肤表面，如果不及时清洗，就会引起皮肤的花粉过敏。除此之外，空气中的粉尘、衣物纤维和宠物的毛发也是潜在的过敏原。另外，许多"发物"也是重要的过敏原，如海鲜等；还有一些食物叫做光敏性食物，如苋菜、泥螺、竹笋，还有一些野菜像灰菜，如食用，就可能使面部、四肢、胸前等光暴露部位的皮肤出现红斑、丘疹、脱皮、瘙痒等症状。

真菌性皮肤病。天气寒冷干燥时，真菌感染而引起的皮肤疾病暂时潜伏下来，到了春天，气温升高，湿度加大，此类皮肤病便会"东山再起"，有些患者因为真菌感染而患上体癣、股癣、手癣和足癣。

湿疹。有人在桃花盛开的季节，脸部就会出现大小不一的圆形淡红色或浅色的斑疹，上面有灰白色细小糠秕状鳞屑，不痒或轻痒，俗称"桃花癣"。

水痘。春天是水痘的多发季节，感染对象主要是2~4岁的儿童，水痘有很强的传染性，易感儿发病率可达95%以上。

日光性皮炎。春季由于光照时间长，紫外线强度大从而易引发日光性皮炎，这类患者的面部、手、胳膊等暴露部位会因为日照时间长而出现红斑、丘疹、瘙痒、水疱甚至红肿。

夏季易诱发的皮肤病

湿疹。夏季由于外界湿度大，温度高，出汗多。再加上皮肤上的汗液在皮肤表面保留时间长，接触各种过敏原的几率增加等等，所以非常容易引发湿疹，湿疹病因复杂，往往反复发作，并在短时间内不容易治愈。

蚊虫叮咬。夏季蚊虫很多，人们常常被蚊虫叮咬，叮咬之后，大多可自行恢复，但由于婴幼儿皮肤娇嫩加之叮咬之后的抓痒，从而引发各种皮炎。

色斑。和日光性皮炎一样，夏季也是色斑的爆发期，夏季强烈的光照和紫外线会使人染上色斑，而色斑患者若不注意防晒则会使色斑加重，更难以治愈。

痱子。夏季出汗多，如果汗出不畅、汗孔阻塞，身体就会出现针头大小的红色丘疹，婴幼儿多易发此症状。

青春痘。夏季由于天气湿热，面部出油增加，毛孔开口部位堵塞，容易引起青春痘，再加上紫外线照射引起的角质层增厚会进一步加重毛孔堵塞。因此很多人会反映青春痘在夏季加重。

秋季易诱发的皮肤病

化妆品皮炎。人们常把秋季当做美容护肤的好时节，所以常在秋季使用大量化妆品，但过度使用化妆品会诱发化妆品皮炎，最为常见的就是使用过化妆品的部位出现红斑、丘疹、渗液、结痂等化妆品皮炎，停用化妆品后又会自动减轻。

银屑病。秋季是银屑病的多发季节，患有银屑病的皮肤病患者也容易在这个季节病情加重。秋季天气多变，干燥多风，人们很容易感冒，风寒感冒会诱发银屑病，还会让得过银屑病的人复发此病 。

乏脂性皮炎。秋季，空气干燥，皮脂分泌减少，皮肤特别容易干燥，引起

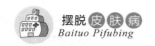

瘙痒，从而引发乏脂性皮炎，表现为皮肤粗糙，出现细小鳞屑，甚至皲裂。老年人尤其容易患此病，如果患者在瘙痒时过度抓挠，就会引起湿疹等。频繁洗澡和水温过高都会加重此类病症。

冬季易诱发的皮肤病

冻疮。 发病原因目前尚不十分清楚，可能与皮肤血管对寒冷过敏有关，发病后皮肤出现苍白、淡紫、发硬并有水肿，若是遇暖，皮肤会由苍白色转为紫红色并伴有发热、痒痛，甚至溃破等症状。南方由于潮湿，冬季湿度大，冻疮发生率较高。

火激红斑。 冬季来临有些人喜欢用木炭烤火或电暖气取暖，使得部分皮肤长时间受到不足以引起烧伤的高温刺激，在大腿内侧引起火激红斑。

鱼鳞病。 由于冬季温度的下降，空气干燥，皮脂分泌减少，皮肤特别容易干燥，鱼鳞病患者在冬季往往病情会变得更加严重。

健康小贴士 >>>

季节与皮肤病有着密切的联系，患有皮肤病和易患皮肤病的人群应当根据季节注意自身病情，根据气温变化合理增减衣物，并调理自身饮食，避开那些易诱发皮肤病的各种因素。

皮肤病会遗传吗

皮肤病虽然在很大程度上是由外界因素所引起的（如真菌侵染），但某些皮肤病却和遗传有着深厚的"渊源"，譬如最为常见的银屑病。银屑病的诱发因素有很多，上呼吸道感染、皮肤外伤以及药物反应都可以使人染上银屑病，然而大量的银屑病患者的统计数据表明，1/3的银屑病患者有家族史，双亲中有一个是银屑病，其子女患银屑病的概率是10％；若双亲均为银屑病患者则其子女患病的概率是50％，所以可以说，对于某些皮肤病而言，遗传往往比外界因素更容易诱发皮肤病的发生。遗传性皮肤病一般遵从遗传规律，即患者在亲祖代及子孙中以一定数量比例出现，这种皮肤病仅在家族上下代之间垂直传递，不涉及家族中无亲缘关系的个体。

常染色体显性遗传

基因中只要有一个等位基因出现异常就会导致常染色体显性遗传，此类常见的皮肤病有寻常型鱼鳞病、汗管角化症、皮脂腺腺瘤、雀斑、类白化病、毛发红糠疹、白额发、先天性厚甲症、毛囊角化症等等，约占遗传性皮肤病的70％左右。患有常染色体显性遗传皮肤病的患者，其双亲中如有一个是患者，其子女至少会有一半患病，此类皮肤病与性别没有关系，病情多不会太严重，不影响生命和工作能力，治疗起来也不会大费周折。

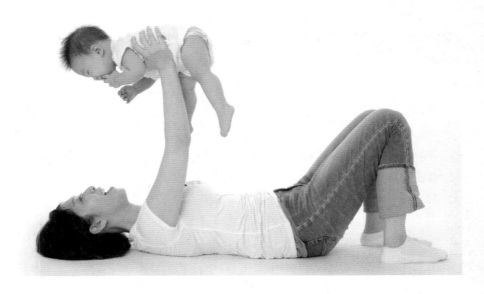

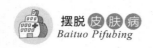

常染色体隐性遗传

白化病、先天性鱼鳞病、血色病、先天性甲缺乏、皮肤脂肪沉积症、着色干皮病都是常染色体隐性遗传皮肤病。相对于显性遗传来说，此类皮肤病患者双亲都为正常，但其兄弟姐妹可能患病也有可能不患病，在遗传上没有连续性，患者除在皮肤有明显病变症状外，其智力、体力发育也有明显障碍。

性联遗传

皮肤病在遗传上有明显的性别倾向，我们称之为性联遗传。此种类型的皮肤病患者男多于女，具有隔代遗传的特点，且女患者的父亲必定患有此病，女患者的儿子全部发病等特点。常见的此类皮肤病有先天性角化不良、弥漫性体部血管角化瘤、性联遗传性鱼鳞病等。

多基因遗传

多基因遗传是遗传性皮肤病中最为复杂的一种，因为它的遗传并不是决定于一对基因，而是由几对基因共同决定，而且它受环境因素影响较大，家族中的发病率明显高于一般群体。最为常见的多基因遗传病就是白癜风，因为白癜风一般必须在遗传因素和环境因素都具备的条件下才会发病，所以即使已存在遗传因素，只要杜绝环境因素的影响，也可控制发病。其他多基因遗传皮肤病还有多毛症、脂溢性皮炎、红斑狼疮、寻常痤疮和银屑病。

健康小贴士 >>>

对于遗传性皮肤病，人们会因为自身所带有的异常基因不可避免地患上皮肤疾病，患者应当积极配合医生治疗，不可讳疾忌医，贻误病情。禁止近亲结婚可以有效降低常染色体隐性遗传皮肤病的发生，同时对于患有多基因遗传病的患者，注意自身的生活环境，可以使自己远离皮肤病的困扰。

第二章

谁和皮肤病"有缘"

　　皮肤病的发生与人的健康状况、生活习惯、工作环境与身心健康状况等有密切联系。当这些方面出现麻烦的时候，皮肤就有可能会受到影响。如果你恰好受到皮肤病的困扰，不妨对照这些因素找找原因，如果你恰好属于皮肤病的"易感人群"，就要有针对性地做好相应的预防工作。

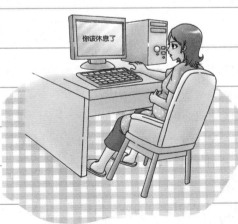

你该休息了

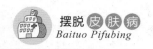
患有全身性疾病或慢性病的患者

患有某些全身性或慢性病的人各项身体机能可能会因为这些疾病而造成一定程度的影响和损害，譬如内分泌系统紊乱，血液中的钙、磷浓度过高，胆酸浓度过高等都会使局部皮肤有瘙痒和色素沉积等症状，过度抓挠和使用一些不正确的药物都会可能导致皮肤病。

全身性疾病引起的皮肤病

全身性疾病主要包括血液性疾病、自身免疫性疾病和过敏性疾病三种，患有这三种疾病的患者都会根据自身不同的病情表现在外部皮肤上，同时这三种疾病也会相互叠加，相互作用和影响，产生各类皮肤疾病。

皮肤白血病。皮肤白血病是一种由血液性疾病（白血病）所引起的外在皮肤表现，皮肤白血病的皮损可分为特异性和非特异性。特异性皮损是由白血病细胞直接浸润皮肤所引起的，皮肤颜色常呈黄色、棕褐色、红色、紫色或者蓝色，皮损部位遍布体表，口唇、齿龈亦多有发生。非特异性皮损则为白血病反应性皮损，呈多形性损害：红斑、紫癜、丘疹、风团、结节以及溃疡等。患有皮肤白血病的患者可能只出现特异性或非特异性皮损中的其中一种，也可两种皮损同时出现。

硬皮病。硬皮病根据字面意思我们就容易得知这是一种皮肤变硬的疾病，它是一种自身免疫性疾病。除了表现为四肢和全身皮肤发红、增厚变硬以外，内脏也会受累，尤其是肺和肾脏。发生于面部的硬皮病则会使得面部皮肤紧绷，难于做出各种表情，最终硬皮病则表现为皮肤萎缩，显得异常细薄，贴于骨骼。

皮肤瘙痒。皮肤瘙痒是一种由全身性疾病引起的最为常见的皮肤病、多发病。此类病症常发生在老年人身上，因为人进入老年之后，身体的各项代谢机能都开始减缓，汗腺和皮脂腺萎缩，分泌的皮脂减少，滋润性差，从而对外界刺激的耐受性下降，引起瘙痒。另外，糖尿病、肝肾功能不好的患者也会有全身皮肤的瘙痒，这些在原发病控制之后病情会缓解。

红斑狼疮。红斑狼疮是一种由于自身免疫引起的全身多个器官受累的疾病，当然也可能累及皮肤，或者因为皮肤暴露在外，最先被发现。也有的红斑狼疮只有皮肤受累，内脏不受侵犯，叫做皮肤型红斑狼疮。

慢性病引起的皮肤病

慢性病是指那些不具有传染性，因长期毒素积累和营养失调所造成的各种疾病。慢性病所引起的身体各项机能的病变和退化都能够引起相应的皮肤疾病。

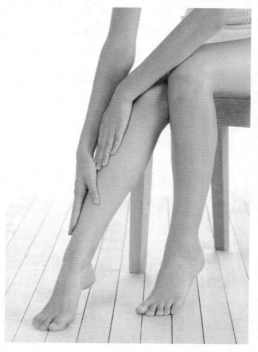

糖尿病性皮肤病。糖尿病性皮肤病，就是由糖尿病这一慢性疾病所带来的皮肤病变，约占糖尿病患者的50%，男性多于女性。糖尿病患者由于存在代谢紊乱，加上血糖高、排尿多，以及糖尿病对微血管及末梢神经的损害，他们的皮肤黏膜常处于慢性脱水、缺氧和营养不良的状态，比普通人体表更干燥、弹性减退、表皮纤薄，再生能力与抗感染的屏障作用均降低，故易患各类皮肤病。若患上细菌和真菌感染性皮肤病，病情较一般患者严重而不易治疗，也会使糖尿病的病情加重，不易控制。

皮肤结核病。结核病是一种慢性传染病，它是由结核菌侵入机体所引起的，患有结核病的患者非常容易因为结核菌侵犯皮肤而造成皮肤结核。最常见的皮肤结核为寻常性狼疮，此类皮肤病好发于青年及儿童，一般发病于面部及颊部，也可见于臀和躯干，起初皮肤上有小突起，日久之后形成较大的斑片状，颜色上往往呈暗红和黄褐色，俗称狼疮结节。

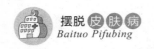
全身性疾病或慢性疾病都可以诱发皮肤病，但同时有些皮肤病与免疫障碍或接受免疫抑制治疗有关，这种病人由于抵抗力低，较易发生带状疱疹、脱发、痤疮等。

健康小贴士 >>>

　　患有某些全身性疾病或慢性病的患者比之常人更容易诱发皮肤病，所以建议此类患者多注意自身疾病的治疗，防止由此疾病而诱发其他皮肤病，给疾病的治疗带来更多的困难。

体质过敏人群更容易遭殃

　　身体容易过敏的人群往往比其他人更容易染上皮肤病，因为易过敏人群只要稍微不加注意接触到了这些过敏原，身体就会相应出现红肿、瘙痒等各种皮肤症状，从而患上皮肤病。

对花粉以及花粉制剂过敏

　　在花粉传播的季节，微小的花粉颗粒在传播过程中会散布在空气中，并在空气的对流中散播四方，其中的一部分会被人体吸收。由于花粉的致敏性较强，吸收后人体呼吸道、眼部和皮肤都会出现过敏性反应。除出现喷嚏、头疼等症状，外在皮肤也会出现局部或全身性荨麻疹、皮肤瘙痒等症状，从而诱发过敏性皮肤病，部分过敏患者的过敏发作还与一些由花粉提炼而成的制剂有关，比如食用蜂蜜、蜂王浆、花粉胶囊等。

对蚊虫过敏

　　夏季由于气温高和湿度大，给蚊虫提供了极大的便利。被臭虫、跳蚤、虱、螨、蚊等虫子叮咬皮肤后易诱发过敏反应，也有人因为被某些昆虫在皮肤表面攀爬附着后引发瘙痒、红肿等过敏反应，此类皮肤过敏尤其常见于婴幼儿，因为他们的皮肤较之成年人更加娇嫩。

对紫外线过敏

紫外线照射导致面部皮肤过敏常常见于少数皮肤敏感人群，其中以女性居多。此类人群在经过日晒后会出现皮肤奇痒、起疹块和鳞屑、脱皮，起红斑等，严重者甚至会显现面部血丝。

对毛发和药物过敏

敏感性肌肤很容易会因动物的皮毛等而产生过敏现象，其主要因素是因为人和动物接触后，皮肤上附着了猫狗等动物身上的油脂腺所分泌出的蛋白质而产生的过敏反应。青霉素、磺胺类是最为常见的可引发药物类皮肤过敏的药物。

对食物和化妆品过敏

中医药里有"忌口"一说，从侧面也反映了易对食物过敏的人群，常见的如海鲜、芒果、果仁类食物都会引起过敏。香精过敏是最典型的化妆品过敏，同时含有酒精、生化防腐剂、果酸等成分的化妆品也会对肌肤产生一定的刺激。

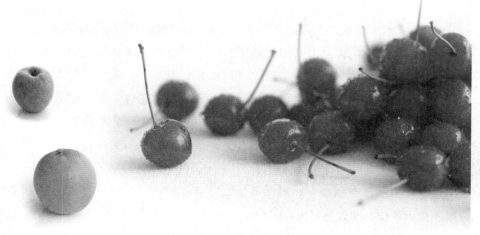

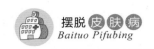

皮肤自身保护层受损引发过敏和刺激反应 ·········◀◀◀

有的人年轻的时候并不容易过敏，而随着年龄的增加，也成为易过敏人群。肌肤表面有一层角质层，形成天然的皮肤屏障，它可以保持水分，保护肌肤不受到外界侵害。随着年龄的增长，以及后天的护肤习惯不当，如过度清洁和去角质，导致这层结构不如以前的健康，令一些敏感物质容易入侵皮肤。

健康小贴士 >>>

过敏体质类人群应及时了解自身对哪些物质容易过敏，并及时远离这些过敏原，譬如对花粉易过敏的人群应在春季开花的时候减少户外活动，若一旦染上过敏性皮肤病则应尽快去医院治疗，切忌私自滥用药物使得病情加重。

⊕ 肥胖带来的皮肤困扰

什么是肥胖 ·········◀◀◀

肥胖是指在一定程度上有明显超重和脂肪层过厚，尤其是甘油三酯在体内积聚过多而导致的一种状态。造成肥胖的原因有很多，譬如家族里亲属大多都是肥胖者，则患者就带有明显的遗传性。大多数肥胖主要还是因为个人自身原因，比如有些人体内物质代谢较慢，物质合成的速度大于分解的速度，使得过多的营养堆积在身上久而久之形成肥胖，还有人饮食过量加之不喜欢进行体育运动从而导致身体肥胖。

目前常用的体重指数，又译体质指数，简称BMI，其计算方法为用体重（以千克为单位）除以身高（以米为单位）的平方，因为体重指数与身体内部的脂肪含量有明显的关系，所以此数值能较好地反映身体的肥胖程度。世界各国的体重指数也会因为人种的不同而不同，中国人的肥胖指数为BMI "28"，中国人的BMI数值表格如下。

轻体重BMI	健康体重BMI	超重BMI	肥胖BMI
BMI<18.5	18.5≤BMI<24	24≤BMI<28	BMI≥28

为什么肥胖者易患皮肤病

身体肥胖的人好像在很多方面都吃亏，甚至在皮肤病的发病率上也高出正常人。这主要是因为肥胖者有明显的超重和脂肪层过厚，身体内部淤积了大量未被消耗的营养物质，会极大地影响人体内部各项正常的基本功能。再加上肥胖者多数因体重问题而懒于进行体育运动，这样就会使身体缺乏锻炼，抵抗力和免疫力低下，更容易患上皮肤病。

肥胖者易患哪些皮肤病

黑色棘皮症。肥胖者的腹股沟、脖子、腋窝等部位有时候会出现颜色发黑、稍微有些增厚的现象，没有疼痛、瘙痒的感觉，这往往就是肥胖性黑色棘皮。此类疾病往往伴有遗传，除遗传外还与肥胖、摩擦、机械性刺激有关，但与内脏疾病和季节无太大关系。

毛周角化。青春期肥胖者的常见皮肤病，主要分布在上臂、股外侧、臀部，少数患者可发病于头部，外在特征为与毛孔一致的角化性丘疹。毛周角化有明显的家族遗传现象，遗传率可高达50%，发生在面部的毛周角化，还会伴有轻度的色素沉着和面部毛细血管扩张，使得面部看起来更显潮红。

真菌感染性皮肤病。肥胖者非常容易患上各种真菌性皮肤病，因为他们往往出汗很多而且皮肤皱褶多，如果不及时做好自身的皮肤清洗，就会使很多真菌在皮肤褶皱处繁殖衍生。男性肥胖儿中，股癣比较常见，因为男性股内侧与阴囊靠近，尤其对肥胖者来说两处完全贴在一起，其上的分泌物、污垢等都不易清除，加之局部温度较高、潮湿，使得真菌更容易生存下来。

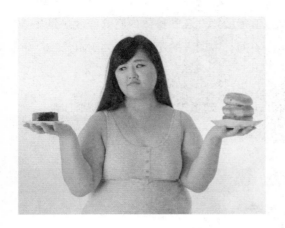

痱子。肥胖者皮下脂肪丰厚，不利于散热，特别是在炎热的夏天，只有靠多出汗来降低体温。所以，汗腺的分泌显得亢进，很容易生痱子，往往遍身都是痱子，灼热瘙痒，十分痛苦。

健康小贴士 >>>

肥胖者平时应多做体育运动，增强自身的抵抗力和免疫力，同时还要保持自身的清洁，避免细菌和真菌的侵害，多吃蔬菜水果，尽量少食用脂肪和蛋白质含量高的肉类。

某些职业也会引发皮肤问题

由于长期从事某项职业而感染上某种特定的皮肤病我们称之为"职业性皮肤病"。职业性皮肤病是指劳动过程中因接触化学、物理、生物等职业性有害因素而引起的皮肤及其附属器官的疾病。

职业性皮肤病易患人群

家庭主妇、厨师。家庭主妇虽不是一种特定职业，但由于平时在家洗衣做饭、整理房间都要接触到清洁剂、洗衣粉等具有刺激性的物质，所以也会患上某种皮肤疾病，譬如让她们大为头疼的手部慢性湿疹。患上慢性湿疹很少会有发红、肿胀等现象，大多数都只是很小的疹子，有轻微的发痒。最初很多人都不太在意，但日久之后皮肤就会慢慢变厚，显得异常干燥，冬季来临的时候甚至会裂口子。厨师因为平日工作里要经常接触一些带有刺激性的食物，如大蒜、洋葱、辣椒等，这些具有刺激性的物质也会使他们的手部皮肤受到损害。

机械工。我们常见的操作机车、修理机器的机械师的双手沾满了油污，这些油污长期淤积在皮肤外表，比如手臂、大腿，甚至是面部，容易阻塞毛孔引起发炎。

电镀工。电镀工经常要接触一些铬化合物，完整无破损的皮肤并不会受到铬化合物的侵扰，但当皮肤外表皮有擦伤和破损，接触铬化合物时就会发生溃疡，即铬性皮肤溃疡，简称铬疮。电镀工人的铬疮主要发病于手部、臂部和足部，最初皮肤出现红肿，并伴有瘙痒症状，若不及时治疗就会进一步加深，溃疡面上有分泌物的硬痂，四周微微隆起，中部则有腐肉出现，若放任不管，病情将会进一步恶化深入骨部，难以治愈。此外染印工、电工、玻璃工也经常要接触一些化学药剂，尤其是一些过敏体质的人就更容易引起皮炎。

医护人员。医护人员在照顾护理病人的时候经常要用到医用酒精，这种酒精的浓度一般都在75%~95%之间，此种浓度的酒精很容易造成皮肤缺水，对皮肤也有较强的刺激性，若在工作时不加注意弄到面部，就很容易使真皮内的毛细血管扩张，血清和白细胞渗出血管外，引起皮肤炎症反应。除此以外，消毒剂、麻醉剂、抗生素等都是医护人员经常要接触而又容易引起过敏的物质。

常见的职业性皮肤病

职业性皮炎。包括接触性皮炎（即皮肤黏膜和外界接触所造成的，在接触部位有边缘明显的损害），光敏性皮炎（对紫外线过敏所造成的）、电光性皮炎（指劳动过程中接触了人工紫外线光源，如电焊、碳酒灯所引起的皮肤急性炎症），放射性皮炎（主要是由放射线照射引起的皮肤黏膜炎症性损害，常常发生于那些接受放射性治疗的患者和医院里从事此类工作但防护工作不周的医务人员）。

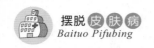
职业性皮肤色素变化。 包括职业性黑皮病和职业性白斑两大类，其中职业性黑皮病是一种特殊的慢性皮肤色素沉着的皮肤病，主要是长期接触煤焦油、石油分馏产品、橡胶添加剂等造成的。职业性白斑则是指长期接触苯基酚、烷基酚类等化学物质使得皮肤色素脱失。

职业性痤疮。 接触煤焦油、氯化物等造成的痤疮样皮损。

职业性溃疡。 是指铬、铍、砷等化合物造成的鸟眼型溃疡。

职业性疣赘。 是指长期接触沥青、焦油等在接触部位发生的扁平疣、寻常疣或乳头瘤样皮损。

职业性皮肤病的预防

职业性皮肤病是皮肤直接或间接接触致病物引起的，因此预防的关键是避免这种接触。

（1）改善劳动环境，保持工作地点的温度、湿度、通风等各项因素的稳定，维修各种设备，防止污染环境。

（2）个人做好自我防护，配备防护用品，正确使用皮肤防护剂，保护皮肤不受侵害。

（3）对特殊敏感个体要根据实际情况酌情安排其他工作，如有严重的变应性皮肤病或手部湿疹的患者不宜接触可诱发或加剧该病的致病物。对光敏感者，不宜从事接触光敏物或在日光及人工紫外线下工作。

健康小贴士>>>

从事易诱发皮肤病职业的工作人群应当按时去医院检查身体的各项机能是否运转正常，身体是否因化学、物理或生物的职业性因素发生皮肤及其附属器的病变。避免接触有害因素，配备防护用具，加强个人卫生。

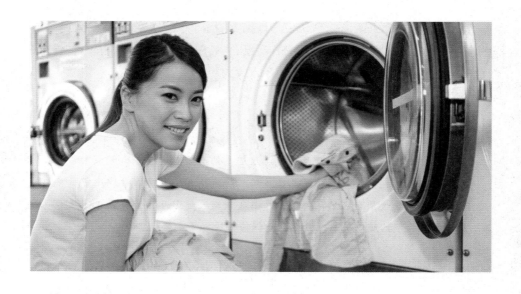

🏥 不注重个人及环境卫生会祸害皮肤

　　不能保证个人及环境卫生的人往往很容易就患上某种皮肤病，因为正是这种不注意个人和环境卫生的坏习惯，使得细菌、真菌有了生长繁衍的空间。譬如夏季出汗较多，一些病原菌如真菌很容易就侵犯皮肤，加之这些病原菌喜欢温暖潮湿而且具有嗜汗的特点，繁殖起来也十分迅速。如不勤换洗衣服，很可能引起真菌感染性皮肤病如花斑癣，股癣等。男士在夏季除了要注意癣类皮肤病的发生，还应注意阴囊等处，因为此处皮肤比较敏感，常常处在高温潮湿而又不透风的环境下，加上走动时与大腿内侧的摩擦，很容易产生摩擦性湿疹，不注意卫生则会使病情变得更厉害。

　　随着人们经济水平的提高，许多市民开始饲养宠物，然而饲养宠物也会带来多种健康隐患。如果宠物不干净，它们身上的寄生虫可以引起人体皮肤各种过敏反应，从而诱发过敏性皮肤疾病。除此之外，若猫、狗等宠物身上带有癣菌，也会将这种癣菌传染给主人，使主人感染真菌性皮肤病。

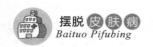
所以，保持个人清洁，勤洗手，勤换衣服显得尤为重要。有些人比较懒散，不能及时清洗换下来的衣物，殊不知，病原菌已经在衣物上附着并开始繁殖了。

健康小贴士 >>>

保证个人和环境卫生是预防各类皮肤病的有效手段。不要与别人共用拖鞋、毛巾，避免交叉感染。外出旅游时要避免穿紧身内衣裤和牛仔裤，住酒店时尽量使用自己的东西。在家时要做好家庭卫生，保持室内通风并及时清洗换下的脏衣服，充分休息并保持心情舒畅。

⊕ 不良习惯会导致皮肤病

不良的生活习惯 ◀◀◀

不良的生活习惯很容易使人患上各类皮肤病，而对于患有皮肤病的患者来说，若不保持良好的生活习惯则会加重他们的病情，使其变得更加难治。

过度搔抓。瘙痒是皮肤病最为常见的临床表现症状，很多病症都会引起皮肤瘙痒。皮肤痒了就会产生搔抓的欲望，适时适度地抓痒没什么不妥，但过度搔抓则会加重皮肤病。许多患者图一时痛快，用力搔抓皮肤瘙痒处，直至皮损溢血，结果使病情变得更加严重，如使神经性皮炎的病变皮肤变得粗糙、肥厚；使急性湿疹进一步扩散，加重渗出等。所以，若皮肤某处出现了局部瘙痒症状，应该合理地涂抹膏药，尽可能避免搔抓，防止因抓痒而产生各种皮损。

热水烫洗。许多人认为用热水烫洗皮痒处能够起到杀菌消毒的作用，其实不然。热水烫洗虽能解一时之痒，但烫洗过后则会加剧瘙痒。因为热水烫洗会使毛细血管通透性增加，促进过敏物质的大量释放，导致渗出和糜烂加重，使病情恶化，最为典型的就是热水烫洗之后诱发急性湿疹和急性皮炎。

使用碱性洗涤剂。常洗手是一个好习惯，但错误地使用碱性肥皂、洗衣粉或洗涤灵洗手却会招来皮肤病，因为这些洗涤用品容易使皮肤更加干燥，使皲裂、瘙痒加重。

不良的饮食习惯

中医有句古话叫"病从口入"，不良饮食也是皮肤病的致病因素。对皮肤病而言，不良的饮食主要指一些人因食海鲜、狗肉、牛羊肉、鱼、虾、蟹、蚕蛹及各种刺激性食品，如辣椒、花椒、大蒜、肉桂、韭菜等，而诱发湿疹、荨麻疹等变态反应性皮肤病，或使已经患上某种皮肤病的患者病情加重。

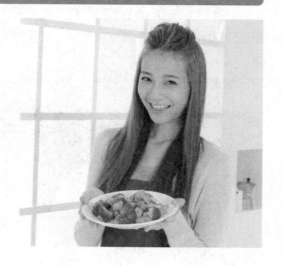

健康小贴士 >>>

对于易患皮肤病和已患皮肤病的人群而言，应当更加注意自身的生活和饮食习惯。生活应规律有节，不宜熬夜。要避免精神高度紧张，避免在潮湿阴暗的环境下生活、工作，保持乐观开朗，充满生机和朝气。洗澡时水温不宜过高，避免使用碱性过强的肥皂，选择一些具有保湿功效的、温和的沐浴露。饮食上多食一些具有清热凉血功效、富含维生素和微量元素的瓜果、蔬菜和谷物等食物，忌食辛辣、鱼虾、海鲜、羊肉、狗肉及猪头肉、猪蹄等，不要滥用激素类药物。

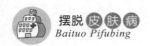

户外工作者应当小心皮肤病

长期从事户外工作的人因为受到的光照多，接受的紫外线辐射也大，所以通常易患上因光照所产生的皮肤病。

日光性弹力纤维变性。对于长期从事户外日光下作业的人群，长期慢性日光损伤使得皮肤容易出现皱纹、弹性差、增厚、粗糙，皮纹增深。

日光性荨麻疹。一般在日光下晒上几分钟后，局部就先后出现瘙痒、红斑、风团，这就是日光性荨麻疹；及时停止日晒，荨麻疹又在1~4小时后消退。

晒斑。皮肤受到强烈光照，受晒皮肤有水肿性红斑，严重者还可出现水疱甚至大疱。局部有明显的烧灼感或刺痛。

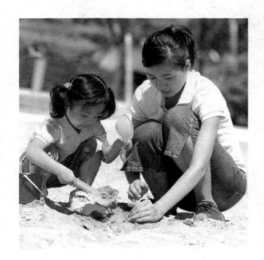

除上述由日光照射所引起的皮肤病外，户外工作者由于其特殊的工作性质常常风餐露宿，这样就很难摆脱蚊虫叮咬的痛苦，若处理不当就会造成皮肤红肿，并出现密集的小脓疱，最终可能发展成为皮肤炎症。长期从事户外工作，譬如海员和深入山区的工作者也会因为较长时间无法食用新鲜的蔬菜而产生某种皮肤病。

健康小贴士 >>>

长期从事户外工作的人群要注意佩戴太阳眼镜，衣袖裤腿尽量放长，戴草帽、遮阳帽等，避免皮肤受日光的直接强烈照射，并在皮肤容易裸露的地方涂抹防晒霜，与此同时要注意野外的蚊虫叮咬和自身的饮食。

工作忙碌也不可过度劳累

现代社会人们工作紧张，精神压力大，工作往往加班加点，从而导致过度劳累。从总体来看，过度劳累无疑是一种拿健康做赌注的冒险行为，它会引发很多皮肤病。

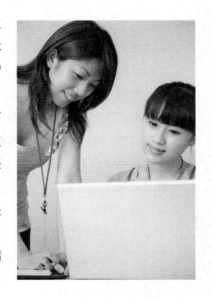

带状疱疹。带状疱疹多在肌体免疫功能下降时发病，过度劳累会诱发此病，其症状为皮肤突然出现丘疹、水疱，并会有明显的神经痛，痛得厉害时夜不能眠。

荨麻疹。人们通常认为造成此病的原因是由于食用或接触鱼虾、花粉、油漆等，但除了过敏体质的人群外，非过敏体质人群对上述病因不一定发病，主要取决于自身的身体状况，其中疲劳是重要的诱发病因。

嘴唇单纯疱疹。它是一种由疱疹病毒所致的病毒性皮肤病，诱因为过度疲劳、饮食不均衡等引起的抵抗力下降、病毒乘虚入侵。

白癜风。夏季暴晒会使白癜风发病率增高，但与此同时，熬夜、过度劳累等影响人体情绪的因素也会使神经末梢释放的化学介质——酪氨酸酶的活性降低，这会对黑色素细胞产生损害作用，从而造成皮肤异常变白。

健康小贴士 >>>

对于此类皮肤病的易感人群，建议日常生活中应注意合理的饮食搭配，放松心态，每天保证足够的睡眠，工作中适当安排休息，多喝水，多进行体育运动，增强自身免疫力。

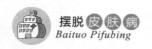

年龄不同面临的皮肤病威胁也不同

皮肤病与很多因素有关，譬如遗传、职业、过敏等等。与此同时，不同年龄段的人所面临的皮肤病的威胁也不同。

婴幼儿时期，人体皮肤娇嫩，吸收性强，易患湿疹和黄水疮，同时加之婴幼儿抵抗力较差，所以水痘和婴儿玫瑰疹也最易感染。

青春期，人体开始发育，身体新陈代谢速度加快，性激素分泌增加，此时要预防痤疮即青春痘的肆虐。挑选化妆品和洗面奶时要注意自身是否对化妆品中的某些药物成分有过敏反应，防止过敏性皮肤病的发生。

青壮年男女要注意皮肤保养，防止皮肤老化，银屑病和某些性传播疾病引起的皮肤病也好发于此时。

老年人易发的皮肤病较多，主要是因为人体开始衰老，各种免疫功能下降，其中最显著的表现就是皮肤易出现老年斑。秋冬季节，空气干燥，也会使得老年人产生皮肤瘙痒及其他皮肤疾病。

健康小贴士 >>>

依照不同的年龄段易感染哪些皮肤病，对照自己的年龄，最好提前做好预防工作，可使预防皮肤疾病有事半功倍的效果。

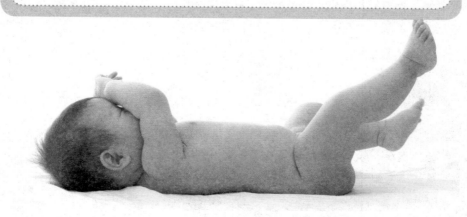

第三章

各种常见皮肤病与预防

　　皮肤病是较难治疗的慢性病。有些皮肤病甚至会迁延

数年，甚至伴随终身。因此，一定要建立科学、文明、健

康的生活方式，培养良好的生活习惯，预防皮肤病；一旦

得了皮肤病，做好皮肤病的家庭防治工作更是刻不容缓。

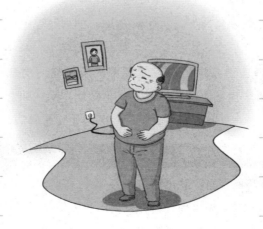

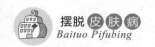

常见真菌性皮肤病

　　真菌性皮肤病我们又称皮肤真菌病，是指由病原真菌所引起的以皮肤以及黏膜、毛发和指甲等皮肤附属器发生损害的一大类感染性疾病。真菌喜欢温暖潮湿的环境，浅部真菌最适宜生长温度为22℃~28℃，干燥则不利于真菌的生长。因此真菌性皮肤病在夏季发病率高，尤其是南方地区空气湿度大，更容易引发此类皮肤疾病。与此同时，真菌不含叶绿素，不能进行光合作用，故需从外界获取营养和能量，进行寄生或腐生生活，所以它的生存极大地受到温度、湿度、氧气和营养物质的影响。

常见真菌性皮肤病有哪些

　　真菌引起的人类疾病可以分为三种类型，即感染性疾病、变态反应性疾病和中毒性疾病。人们常说的真菌病主要指真菌感染，其中真菌性皮肤病是由浅部真菌侵犯表皮的角质层、毛发和甲板所引起的皮肤癣菌病，俗称癣病，而深部真菌病是指真菌侵入真皮、皮下组织以至内脏，已不仅仅是皮肤的疾病，还有其他各身体器官的病变。常见的真菌性皮肤病有以下几种：

花斑癣

　　花斑癣，亦称汗斑，当皮肤出汗较多卫生条件又较差的时候，附着在人体皮肤的真菌就会转化为致病性菌丝群，从而引发该皮肤病，直接或间接接触都可能被传染。同时由于花斑癣菌具有嗜脂性，所以皮损多分布于皮脂腺丰富的部位，常表现为细碎脱屑的斑片，伴有色素沉着或者色素的脱失。花斑癣在全球都有发病，温带地区常见于夏秋温度和空气湿度都较高之时，热带和亚热带国家发病率高达50％。在我国，南方人比北方人更容易染上此类皮肤病。

头癣

头癣是一种真菌感染头皮和头发所引起的。患了头癣，头皮上会出现很多灰白鳞屑或大片的黄痂，头发会呈现折断或脱落的现象，严重者头发会所剩无几，也就是人们所说的"癞痢头"。头癣具有传染性，接触头癣患者或有病的动物都可能被传染。不小心使用头癣患者用过的帽子、头巾、枕头、梳子等也可被传染。人体对真菌的抵抗力很关键，大多数成人对真菌的抵抗力较强，而儿童较弱，所以头癣多见于儿童。

手癣

手癣是从真菌感染手部某一部位开始，尤其是拇指或食指的侧面、掌心，然后逐渐扩展。手癣患者会常常感到瘙痒，皮肤外表面会出现丘疹、水疱、红斑和脱屑。若患手癣很长时间了，手部皮肤会变得粗糙、干燥、增厚，还会伴有皲裂和出血。但手部出现瘙痒、脱皮并不一定就是手癣，因为湿疹、汗疱疹等很多皮肤病都会出现手痒、脱皮的症状。

足癣

经常穿胶鞋、皮鞋的人，由于透气性差，脚部的湿度和温度增高，再加上局部皮肤不干净，汗腺丰富，出汗较多，从而利于霉菌的生长繁殖极易诱发足癣。与此同时使用公共浴池、公用拖鞋、脚盆、毛巾时也易相互感染。

甲真菌病

甲真菌病主要是由皮肤癣菌、酵母菌及霉菌侵入甲板皮肤和甲下组织破坏甲组织而引起的感染，为常见病、多发病，年龄愈大，愈易感染。肥胖和糖尿病、HIV（人类免疫缺陷病毒）感染、滥用抗生素及肾功能受损的患者易发生此病。

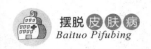

体股癣

体癣和股癣是指光滑皮肤表皮的皮肤癣菌感染，股癣系专指发生于腹股沟、会阴、肛周和臀部的体癣。肥胖者因为身上的皱褶处多，加之局部温暖而潮湿，往往容易发生体癣和股癣。

健康小贴士>>>

真菌性皮肤病主要为癣类皮肤病，其发病率的高低受气候条件、患者职业或生活习惯、卫生状况、机体抵抗力等诸多因素影响。所以易患人群应保持自身的干净清爽，从根源上杜绝各类有害真菌的附着和衍生，防止真菌性皮肤病的发生。

手足癣的成因与类型

手癣和足癣是真菌性皮肤病中最为常见的一种，发于手部和足部，有些患者先发于足部，然后因瘙痒用手抓挠而感染到手部，同时患上手癣和足癣在生活中也是十分多见的。

手足癣的成因

手癣和足癣是指发生在手足皮肤，且除其背面以外部位的皮肤癣菌感染。致病真菌有很多种，其中红色毛癣菌因其抵抗力强，不易控制，已成为我国当前手足癣的主要致病菌。手足癣是一种传染性皮肤病，患手足癣和其他皮肤癣的人与宠物，是传染手足癣的主要病源。手足癣病患者会通过人与人之间的直接接触，把这种致病癣菌传染给正常的机体，然后一传十，十传百，使手足癣迅速地传播开来。这种直接接触，包括社交场合的握手，夫妻间的脚贴脚，自己用手搔抓患处后接触其他部位皮肤等，这些都属于直接传染。除了直接传染之外，还有间接传染，例如到公共浴池洗澡，穿用公共拖鞋等。

手足癣的类型

手足癣是一种常见的浅部真菌感染，手癣中医称之为"鹅掌风"，足癣中医又称"脚湿气"，临床上常把手足癣分为四种类型。

浸渍糜烂型。此类型惯发于趾间，患处潮湿而多汗，皮肤发白，有糜烂、浸渍，渗液，常发出难闻恶臭，去除浸渍的表皮，可以看到潮湿的鲜红新生皮肤。浸渍糜烂型手足癣以足癣多见，好发于趾缝间，趾间皮肤因湿润而发白同时瘙痒剧烈，患者常因不堪瘙痒而搔抓出血，从而引发感染或者丹毒，特别是患有糖尿病及免疫功能低下者，很难控制皮肤感染。

水疱型。常见足底或手掌出现水疱，甚至几个水疱融合起来形成较大的水疱，疱液自然吸收、干燥后转为鳞屑。以水疱为主的手足癣患者大多瘙痒显著，搔抓过度或挑破水疱后往往容易导致继发性感染，同时也将感染的范围扩大，所以应该合理使用外治癣药膏、癣药水，不宜强行挤压、挑刺水疱。

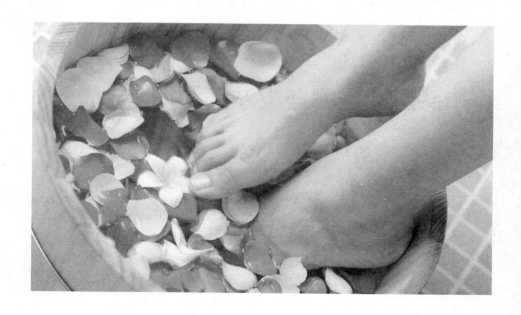

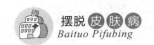

鳞屑型。此种类型的皮肤病多以脱屑为主，又称为干性手足癣，以手癣最为常见。手掌、足跟为好发部位，表现为皮肤粗糙、干燥，伴有脱屑，秋冬季节皮肤有皲裂、疼痛，但大多无瘙痒症状。该类型以年老者好发，病情顽固，难以治疗，临床上多采用"冬病夏治"法，有利于减少脱屑症状。

增厚型。多见于掌跖皮肤增厚，夏季时水疱脱屑，冬天则显得厚、干，甚至有皲裂、出血和疼痛，患者感到指掌伸缩不便，本病多见于成年人。

健康小贴士 >>>

养成良好的卫生习惯，不穿他人的鞋袜，不用他人的毛巾、浴巾，不与他人共用面盆、脚盆。经常清洗手脚，保持手足清洁和合适的湿度。避免用手搔抓患部，以免鳞屑飞扬，传染他人或通过自身手部传染到身体的其他部位。避免进食辛辣刺激性食物和发物，戒烟酒，饮食以清淡为宜，多吃些新鲜蔬菜和水果。手部、足部瘙痒切忌用热水烫洗，平时要减少化学性、物理性、生物性物质对手足皮肤的不良刺激。患者还应少饮用刺激性饮料，如浓茶、咖啡、酒类等，平时要擦些抗真菌的药膏，如有必要还可同时口服抗真菌的药物。

头癣易与哪些皮肤病混淆

发病于头部的皮肤病相对于四肢来说，在某种程度上因为毛发的遮挡，以及头部外露面积较小，很容易与发病于头部的其他疾病相混淆。

什么是头癣

头癣是由头部皮肤和毛发的浅部真菌所引起的皮肤病，好发于儿童，传染性强，主要通过被污染的理发工具传染，也可通过接触患癣的猫、狗等家畜而感染。在我国头癣基本分为四型，即黄癣、白癣、黑点癣和脓癣。

黄癣。黄癣的染病病菌是黄癣菌及其变种，南方根据其外在表现形象地称为"瘌痢头"，主要流行在农村，多见于7～13岁儿童。起初为头部皮损，为丘疹或脓疱，干燥以后会结痂，痂中有毛发贯穿，为黄癣痂。黄癣痂是由黄癣菌集团、皮脂、鳞屑以及尘埃等组成，其外在特征对临床诊断很有帮助，若刮去结痂，可看见皮下呈潮红湿润或浅在性溃疡。

白癣。白癣是感染铁锈色小孢子菌所致，几乎均在儿童期发病。头皮损害为鳞屑斑片，如不医治，往往到青春期可以自愈，这可能与青年人皮脂分泌旺盛，可抑制真菌有关，病愈之后，新发可再生，不遗留疤痕。

黑点癣。该病致病菌为紫色毛癣菌或断发毛癣菌，症状与白癣相近似，但病变面积较小，数目较多，有断发现象，患处头发仅见有黑点状的残留毛根，故名黑点癣。

头部银屑病与头癣易混淆

银屑病其实并不是癣，癣多指由真菌感染引起的一些皮肤病，例如头癣、股癣、体癣、手足癣、指甲癣等，而银屑病则不是由真菌感染引起的，医学上将其称为银屑病。它的发病原因很复杂，用抗真菌药物进行治疗往往无效，但发于头部的银屑病，我们俗称头部银屑病却很容易被误诊为头癣，从而用药错误导致加重病情。

头部银屑病表现为头部出现多数密集针头大小脓疱，附有少量菲薄鳞屑，部分患者头部出现脓疱，常常会因为外部抓痒而破裂形成糜烂结痂，这时需要与黄癣的黄癣痂鉴别；部分患者会出现脱发，类似于黑点癣的脱发。头部银屑病与头癣可依照紫外线灯照射区分，也可取下皮屑放在显微镜下观察，能发现有真菌菌丝或真菌孢子的则为头癣。

脂溢性皮炎与头癣易混淆

在临床上脂溢性皮炎与头癣也非常容易混淆，脂溢性皮炎常发生于头皮部位，开始时症状多表现为轻度的潮红斑片，上面覆有灰白色糠状鳞屑，常常伴有不同程度的瘙痒。由于皮脂分泌增多和化学成分的改变，使得原存在于皮肤

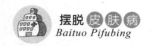

上的正常菌群大量生长繁殖侵犯皮肤，而原来存在于皮肤上的非致病微生物也开始起作用，分解出游离脂肪酸，刺激皮肤引起炎症，患病严重者常伴有渗出、厚痂、有臭味，可侵犯整个头部。

脂溢性皮炎和头癣都会使得头发稀少，但脂溢性皮炎是皮脂大量的溢出在皮肤表面和毛囊处引起的细菌感染，从而导致毛囊被破坏，毛发不生长，最终形成斑秃或者脱发，而头癣患者的头发则干燥无光泽，变脆易断，尤其是黑点癣，但此类断发会在青春期不治而愈，而且不会影响正常头发的生长。

健康小贴士 >>>

区分出头癣和其他头部疾病是治疗头癣最为关键的一步，因为不分病理而胡乱用药往往会使病情朝着更加严重的方向发展，了解病因，对症用药才是关键。

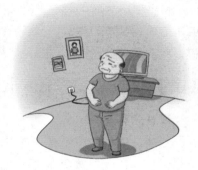

体癣多出现在什么部位

体癣多由于接触患癣病的病人或通过猫、狗等宠物直接传染，也可因间接接触已被患者污染的衣物和用具而感染，或者因自身的手癣、足癣、甲癣引起自身感染，长期应用激素类药物或患有糖尿病及慢性消耗性疾病也可诱发感染。患病皮肤开始表现为丘疹、水疱或丘疱疹，呈一个个圆形或类圆形的红斑，然后圆形斑块中心开始消退，有自愈倾向，边缘开始扩展，形成环状结构且边界清楚，渐渐由红色斑块转为褐色或肤色，瘙痒症状严重。

体癣易发部位 ◀◀◀

除去头部、掌跖、腹股沟、阴部和甲以外，人体表面光滑皮肤感染皮肤癣菌所发生的皮肤病统称为体癣，根据其外在特征又名圆癣或金钱癣。体癣多发于患者的腰围和腋窝等处，因为此处部位潮湿，行走和运动容易产生摩擦，加之夏季流汗后清洗不干净，为各种病菌的生长提供了温和的环境。体癣患者染病日久以后皮损可变暗红，并常有瘙痒，由于搔抓局部皮肤呈苔癣样变化，周边还会有水疱、脓疱、鳞屑及结痂。

体癣在全世界广泛分布，尤其在温暖和炎热潮湿的地区发病率尤高。在我国南方和东南沿海地区体癣病尤为常见，主要发病人群为青少年，常常在夏秋季发作，冬天静止或消退，肥胖多汗、使用免疫抑制剂或皮质激素等都可促使体癣的发生。

股癣易发部位

股癣易发生于腿部内侧、会阴和臀部，因为它是属于体癣的一种，所以在其外在症状上与体癣大致相似。股癣的真菌可以通过内衣、浴巾等传播，也可通过性生活传播，所以股癣也被列入性传播性疾病之中。

股癣多见于臀部和大腿内侧，有时还可累及会阴、肛周、臀部、阴囊皱褶等处，由于瘙痒而猛抓会引起继发性皮炎，从而使病情变得更加严重。

夏季时节，气候炎热潮湿，人体多汗，尤其是股内，如不及时洗澡，或穿着紧身内裤使得大量汗液来不及蒸发，就会很容易感染此病。初起为小丘疹（小疙瘩），奇痒，然后扩大形成边缘呈圆环状凸起，常有脱屑现象产生。

健康小贴士 >>>

做好个人卫生是预防体癣病最有效的方式，养成良好的卫生习惯，保持皮肤清洁干燥，勤换衣洗被，不用宾馆、旅店等公共场所的拖鞋、浴巾、脚盆。若患上体癣病，则应当注意体癣大多由自身其他癣病引起，所以治疗体癣的同时要治疗其他部位的癣病，如头癣、手足癣，且要遵从医师开出的药物药量。

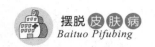

花斑癣与出汗过多有关吗

　　花斑癣其名为汗斑，可见与出汗多有关。夏季来临时，人们很容易出汗，就在人们出汗多的时候，有一种"正圆形糠秕孢子"会很容易侵犯人们的皮肤。这种病菌喜欢温暖潮湿的地方，而且有嗜汗的特点，能引起花斑癣。花斑癣的外在表现为皮肤上出现圆形或不规则的黄豆大小的斑点，并会随着时间逐渐增大到指甲盖般大小，颜色微黄或褐色。日久天长，皮疹可增多并向周围扩大，相互融合成片，形成不规则的大小不等的地图状，类似于白癜风。

　　花斑癣全球分布，汗水与灰尘及皮屑形成的污垢腐物为花斑癣菌提供了生长和繁殖的条件，所以花斑癣在热带、亚热带地区更为多见，墨西哥、印度、古巴等很多国家居民发病率高达50％。我国发病率南方高于北方，患者多为成人，特别是男青年，由于活动出汗后不及时换洗衣服和揩干皮肤，此类人群则

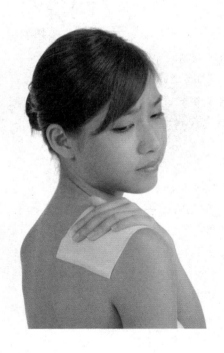

很容易发生花斑癣。花斑癣一般没有自觉症状，当劳动、日晒或多汗时会有一些瘙痒感。

　　虽然花斑癣好发于多汗部位，如胸部、腹部、上臂、背部和颈部，有时也可波及面部，但它与出汗过多并无太大关联。夏季出汗虽多，但如果注意保持皮肤的清洁卫生，出汗后及时清洗汗渍，则会有利于预防汗斑的发生。与此同时，花斑癣还多见于应用皮质类固醇激素的人，因为此类人群的表皮细胞更换周期延长，有利于真菌生长，若停用激素后花斑癣即好转。此外，身体虚弱、营养不良、糖尿病

以及妊娠都可诱发本病。一般来说，花斑到了秋凉后可以自行消退，但也容易留下色素减退斑，来年热天再度复发。

健康小贴士 >>>

　　由于花斑癣夏发冬隐，因此在夏季到来之前就应进行预防治疗；另外要防止过度出汗，常冲凉，养成良好的个人卫生习惯，做到勤洗澡、勤换洗内衣裤，进行日光浴也有一定效果，被单、毛巾与衣服等日用品应经常漂洗消毒。

怎样预防真菌感染

　　真菌喜欢温暖潮湿的环境，浅部真菌最适宜的生长和繁殖温度是22℃~28℃，而当人体皮肤上有适合真菌生长和繁殖的条件时，就容易发生癣病。比如有些人容易出汗，皮肤容易潮湿，如不及时擦净和保持干燥，容易感染真菌而发生花斑癣等癣病；所穿裤子过紧过厚不透气、长时间坐办公室等，就容易患股癣等癣病。在日常生活中我们应该怎样预防真菌感染呢？

注重饮食

　　控制饮食结构，避免酸性物质摄入过量，加剧酸性体质。不要食用被污染过的食物，如被污染的水、农作物、家禽鱼蛋等，要吃一些绿色有机食品，此类食品能迅速排除体内酸毒，使伤口及时愈合，不致被真菌感染。

注意个人和环境卫生

　　预防真菌感染，首先要建立良好的卫生习惯，勤换勤洗衣、袜以及生活用

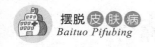

品，避免在公共场所公用毛巾、鞋袜、拖鞋、脚盆等，尽量少去公共浴室和游泳池。

多做运动

经常进行户外运动的人能够提高自身的抵抗力和免疫力，在阳光下多做运动多出汗，可帮助排除体内多余的酸性物质，从而预防真菌感染的发生。

拥有好的心情

心理压力过重会导致酸性物质的沉积，影响代谢的正常进行。适当地调节心情和自身压力可以保持弱碱性体质，从而预防真菌感染。

生活要规律

熬夜、酗酒等生活习惯，都会加重体质酸化，容易患糖尿病。应当养成良好的生活习惯，使真菌远离自己。

正确选用药物

平时选用药物时要考虑不易引起过敏，局部无刺激作用，无明显毒性，药性稳定，不受温度变化的影响。

远离烟酒

烟、酒都是典型的酸性食品，毫无节制地抽烟喝酒，极易导致人体的酸化，使得真菌有机可乘。

健康小贴士 >>>

做好预防真菌感染的相关措施可以极大地降低真菌性皮肤病的发生。在日常生活中，注重自己的饮食及养生能很大程度上远离真菌性皮肤病的困扰。

常见细菌性皮肤病

　　我们的皮肤上往往附着着大量的细菌，在皮肤完整、良好的情况下不会因为这些细菌的存在而发病。但是，当皮肤受损或者人体的外环境受到破坏时，就会引起各种细菌性皮肤病，如毛囊炎、疖、脓疱疮等。此种皮肤病我们称之为原发性感染，是由单一病菌发生在正常皮肤上引起的。除原发性感染外，还有继发性感染，它发生在已有病变的皮肤上继发细菌感染，如脚气、湿疹等。

常见细菌性皮肤病有哪些

　　细菌性皮肤病是皮肤受到细菌感染而引发的一种疾病，它可以发生于全身皮肤，以头、面、颈、手等暴露部位最多见，如果在这些部位出现红、肿、痛、脓，就可能发生了皮肤细菌感染。那么，哪些病是最为常见的细菌性皮肤病呢？

疖

　　疖的致病菌以金黄色葡萄球菌为主，链球菌、表皮葡萄球菌等亦可引起本病，它使得毛囊及其所属皮脂腺和周围组织发生的急性化脓性感染，常扩展到皮下组织，单个损害称为疖，是疼痛的半球形红色结节，并随着发病日久之后，中央化脓坏死最终溃破或吸收。

　　疖病的感染发生与皮肤不洁、擦伤、环境温度较高或机体抗感染能力较低相关，所以婴幼儿、营养不良的人、糖尿病病人是疖病的三大易发人群。疖可发生在毛囊和皮脂腺丰富的皮肤区，往往以头、面、颈、腋下及臀部等常受摩擦的部位为多见。

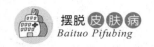

疖病的预防应首先注意皮肤清洁，特别是在盛夏，人体出汗较多，更要做到勤洗澡、洗头、理发、换衣服、剪指甲，幼儿因为自理能力较低加上皮肤娇嫩，所以家长尤其要注意。抵抗力较差的人群要避免外表皮受伤，在炎热环境中工作和生活的人应避免汗渍过多，可使用绿豆汤和金银花、野菊花等泡茶，清热去火。疖周围皮肤应保持清洁，可用75%的酒精涂抹，以防止感染扩散至附近正常的毛囊。

毛囊炎

毛囊炎可以由多种不同的因素引起，由真菌引起的我们称之为真菌性毛囊炎，多发病于中青年，皮损为毛囊性半球状红色丘疹，外面看上去呈现一个个小突起，周边有红晕，常常伴有不同程度的瘙痒症状，临床上主要外用一些抗真菌药物。

细菌性毛囊炎则主要是由金黄色葡萄球菌引发的毛囊化脓性炎症，毛囊炎初起为红色丘疹，然后迅速发展成丘疹性脓疱，中心有毛发贯穿，继而干燥，脓疱破溃后，排出少量脓血，结成黄痂，黄痂脱落后即愈合，不留疤痕。成人主要发生于头面部、颈部、臀部及外阴等部位，小儿则好发于有头发的部位。

猩红热

猩红热为A族溶血性链球菌感染引起的急性呼吸道传染病，病原体侵入人体后咽部引起化脓性病变，毒素进入血液后引起毒血症，使皮肤产生病变，严重时肝、脾、肾、心肌、淋巴结也可出现炎症性病变。猩红热为一种高发疾病，一年四季均可发生，但以冬春季节多见，各年龄组均可发病，但以学龄儿童发病较高。患者和健康带菌者通过咳嗽、打喷嚏、说话等方式产生飞沫，经呼吸道传播细菌。猩红热患者起初有发烧、头痛等症状，往后舌头开始出现色变，发病后24小时内有皮疹出现，颈、胸、躯干、四肢都会出现细小密集的红斑，用手挤压后褪色，约36小时内遍及全身。皮肤皱褶处如股沟、肘弯，皮疹出现会更加密集，形成深红色或紫红色瘀点状线条。皮疹出现48小时后达到高峰，呈弥漫性猩红色，重者可有出血疹，皮疹持续2～4天后，会按出现顺序消退，消退之后全身有脱皮现象产生。脱皮部位的先后顺序与出疹时顺序一致，先颈胸然后四肢，皮疹越严重的患者脱屑现象越严重，轻者为糠屑样，重者可成片状，重症者脱皮可历时3~5周，头发也可暂时脱落。

健康小贴士 >>>

对于细菌性皮肤病的预防，应以注重个人居住环境的卫生条件为主，从根本上杜绝有害细菌的寄存和生长，对于皮肤破损之处应该正确处理，涂抹药膏、药水，防止皮损之处因细菌感染引起其他疾病。

丹毒的感染与多发部位

丹毒是一种由细菌感染引起的皮肤疾病，而不是人们常以为的由病毒引起的疾病。人们往往喜欢根据字面意思来理解一项事物，所以初听"丹毒"的人群肯定会以为这是由病毒引起的皮肤疾病，但事实上丹毒虽然带有"毒"字，却不是由病毒感染引起的，所以在治疗上不能简单归类于由病毒感染而引起的皮肤疾病。

丹毒不是病毒感染的结果

丹毒是由细菌感染引起的皮肤及其网状淋巴管的急性化脓性真皮炎症，其病原菌是A族乙型溶血性链球菌，多因皮肤、黏膜损伤或其他轻微外伤侵入而诱发感染，鼻炎、口腔黏膜及牙齿出现病变之后，因护理不当可诱发丹毒，所以片面以为丹毒是由病毒感染引起的并不正确。

丹毒的多发部位

由于丹毒是一种由细菌感染引起的急性炎症，加上它又好发于皮肤破损之

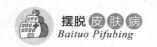
处，所以面部和下肢是丹毒主要发病的身体部位，大多都是因为这些部位产生了某种程度上的皮肤病变，然后引发丹毒。

丹毒易发于面部。颜面丹毒多由鼻、咽、耳等处发生病变后而引起，特别是鼻炎患者以及经常用手挖鼻的人容易患丹毒。当人体面部遇有擦伤和口腔黏膜溃疡时，细菌就可以从创面侵入，发病前会有全身不适、寒战发热、恶心呕吐等症状。患上颜面丹毒的患者面部有界限清楚的红肿区，红斑会先从一侧开始，逐渐蔓延扩大，跨越鼻梁到达对侧面颊，最终扩散到头皮及下颌边缘，使整个面部红肿。

丹毒易发于下肢。发病于下肢的丹毒我们称之为"下肢丹毒"，它所表现出来的外在症状跟颜面丹毒相似，但它主要是由于足癣治疗不当而引起的。丹毒是一种会在原发病部位反复发作的疾病，称复发性丹毒，患病日久以后，可引起慢性淋巴水肿，发生在小腿的慢性淋巴水肿，我们形象地称之为"象皮腿"。

健康小贴士 >>>

根据丹毒的多发部位和其致病原因，平时患有鼻炎、口腔等炎症或者足癣的患者应当正确对待这些疾病的治疗，防止因这些疾病带来丹毒的困扰。其次，患有丹毒的患者在治疗过程中应注意休息，避免过度劳累，下肢丹毒的患者则应卧床休息，抬高患肢。临床上首选青霉素来作为治疗丹毒的药物，对青霉素过敏者可选用红霉素或氧氟沙星等，复发性丹毒则可以考虑用紫外线照射。

⊕ 不可忽视小儿丹毒

小儿丹毒多是由胎毒或热毒侵袭所致，一岁以下的婴儿尤易感染此病，而且病情也较严重和危险。患儿发病初期表现为突然寒战、高热，体温可达

39℃～40℃，伴有全身不适、恶心、呕吐，患儿有时会出现高热惊厥，继而在皮肤患病处有红肿出现，边界清楚，有灼热、疼痛的感觉，同时局部淋巴结肿大，若化验检查血液可发现血液中白细胞数量增多。

忽视小儿丹毒可引起其他疾病

小儿丹毒易发生于面部、腹部和小腿部。小儿丹毒初期常被家长忽视，譬如发于面部的丹毒会使得眼部微肿，很多家长根据一般生活经验以为只是没有睡好，并未及时去医院接受检查，从而使得病情一步步加重，严重者甚至会引起其他疾病，如肾炎、皮下脓肿及败血症。

小儿丹毒引起肾炎。临床数据显示，70%～80%的急性肾炎患者有浮肿，而浮肿最早出现的部位是眼睑，尤以清晨起床时最为明显。肾炎一般可分为急性肾炎和慢性肾炎，急性肾炎是青少年中比较常见的疾病，而慢性肾炎则是由急性肾炎治疗不及时或治疗不当转化而来的，严重者可发展为肾功能不全、尿毒症和肾功能衰竭。急性肾炎在初期都有一个感染阶段，最为常见的就是学龄前儿童反复出现的呼吸道感染（感冒、发烧）、扁桃体炎、咽炎、猩红热和丹毒。丹毒不是急性肾炎的病因而是诱因，治疗不及时或治疗不彻底，即有可能影响到肾脏，导致排尿削减而浮肿，浮肿是出现较早、也是最明显的肾炎外在表现症状之一。因为眼睑处组织松懈，加上晚上平卧体位，最易导致多余体液蕴蓄在此而形成水肿。

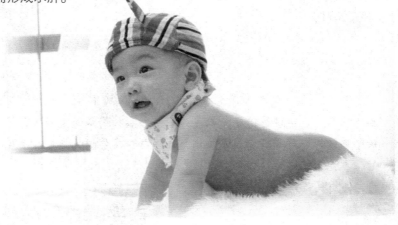

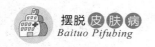

小儿丹毒引起皮下脓肿。 小儿丹毒因为长期有水肿现象，如果忽视治疗很容易引起皮下脓肿。皮下脓肿是一种疼痛性的肿胀或者脓肿，若脓肿部位出现破损，从创口内会流出脓性渗出物，创口表面自行愈合后会有痂皮。

小儿丹毒引起败血症。 由于丹毒是一种由细菌感染引起的皮肤疾病，致病病菌主要附着在皮肤外表面，但若是细菌进入血循环，并在其中生长繁殖，产生毒素，加上小儿自身免疫能力较差，很容易因丹毒而患上败血症，营养不良、先天性免疫缺陷症患儿则更容易患上败血症，病情严重甚至会导致患儿死亡。

小儿丹毒应及时治疗

小儿丹毒的治疗切不可马虎和懈怠，应该做到全身治疗和局部治疗"两手都要抓，两手都要硬"。全身治疗一般使用抗生素，其中以青霉素治疗效果最好，是小儿丹毒治疗的首选药物。临床上可以采用大剂量青霉素静脉滴注，也可采用肌肉注射。一般注射青霉素后体温会升高，在体温升高时，可采取一些降温处理，比如可在头部放置冰袋，也用30%酒精擦拭降温，发热较高的患儿可口服阿司匹林、泰诺林等退热药物。青霉素注射2~3天后体温可渐渐恢复正常，但此时切不可停止使用抗生素，否则会破坏用药的连续性使得细菌得不到控制，丹毒迁延难愈，甚至还会反复发生，形成复发性丹毒。对青霉素过敏的患者可以考虑用红霉素、庆大霉素等抗生素代替。局部治疗一般采用50%硫酸镁或4%硼酸溶液湿敷，或者是中药外敷或外洗治疗，治疗期间应注意抬高患肢，卧床休息。

健康小贴士>>>

小儿丹毒应及时去医院接受治疗，家长切不可马虎大意。因为小儿年龄较小，心理承受能力较差，容易因各种疾病而哭闹害怕，所以在接受治疗的同时家长应想办法让患儿保持心情舒畅，拥有战胜疾病的信心，积极配合医生，坚持治疗。乐观的情绪不仅可以缓解小儿丹毒病情，还能提高免疫力。

常见病毒性皮肤病

　　病毒性皮肤病是由病毒感染所致，当病毒侵入机体后，对神经组织和皮肤组织有较强的亲和力，亲神经者可引起带状疱疹等，亲皮肤者则形成疣类，此类皮肤病常常发生在气温回暖，季节变换时节，可通过呼吸道和接触而感染，常见的病毒性皮肤病有水疱、扁平疣、疱疹。

⊕ 小儿是水痘的高发人群

　　水痘是一种最为常见的病毒性皮肤病，是由带状疱疹病毒初次感染人体所引起的，传染率很高，易感儿发病率可达95%以上，学龄前儿童多见，但偶尔发病于免疫力低下的成年人，外在皮肤表现为出现斑丘疹、水疱和结痂。水痘为一种自限性疾病，病后可获得免疫，但也可在多年后感染复发而出现带状疱疹。

小儿水痘不容忽视

　　水痘常发于冬春两季，其传染力强，接触或飞沫均可传染，幼儿因为自身免疫力差，常常是水痘的高发人群。感染水痘后往往会经过5～15天的潜伏期，伴有全身不适、食欲不振等症状，发病后24小时内就会出现皮疹，并迅即变为米粒至豌豆大的圆型紧张水疱，周围明显红晕，有水疱的中央呈脐窝状。皮疹可超越原有的皮损范围而发生于正常皮肤，伴有局部淋巴结肿大及压痛，1～2周后可干燥结痂而脱落，部分残留色素沉着及浅表瘢痕。小儿患有水痘后若忽视病情，治疗不彻底或不及时，不仅会将疾病传染给别人，还会使患儿产生严重的细菌感染，出现新生儿水痘或播散性水痘肺炎、水痘脑炎等严重病例，病死率高达5%～25%，水痘脑炎的幸存患儿还可能会留下精神异常、智力迟钝、癫痫发作等后遗症。

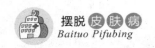

水痘患儿要小心护理

在配合医生治疗时，对于水痘患儿的护理也应做到以下三步。

1. 为了防止患儿将水痘传染给别人，应让孩子远离学校集体生活一段时间，直至皮疹全部结痂脱落为止，对于接触了水痘患儿的其他孩子最好也要隔离观察3周。患儿在隔离期间应该多卧床休息，所吃食物应当以易消化和富有营养的食品为主，平时多喝水，体弱者可在接触后4天内注射丙种球蛋白。

2. 处于隔离期的患儿应保持皮肤清洁，防止继发细菌感染，平时勤换内衣，衣服以宽松为好，以免刺激皮肤瘙痒处。若皮肤瘙痒难耐，可涂5%碳酸氢钠溶液或炉甘石洗剂，疱疹若不小心触破，可涂1%龙胆紫，而继发细菌感染的可局部涂抹金霉素软膏。

3. 水痘的水疱像绿豆一样大小，晶莹透明，发病几天后水疱会自动结痂，经1~2周痂脱落，一般不留下疤痕，但由于皮肤会出现瘙痒症状，加上幼儿缺乏自控能力，常会用手搔痒，若抓破或继发细菌感染就会留下难以消除的疤痕。所以对于此种状况，家长或医护人员可以保护性地用消毒的纱布包裹或固定双手，剪短指甲，以免皮肤抓伤，同时还需用肥皂或消毒水勤洗手，以减少手上细菌感染。

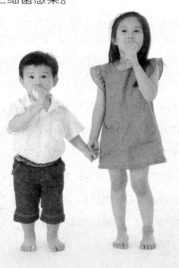

健康小贴士 >>>

水痘疫苗是一种活的病毒疫苗，接种水痘疫苗后可以起到很好地预防效果，而且水痘疫苗所产生的保护作用可以长期存在，但是疫苗的保护不是终身的，在第一次接种疫苗的五年后有必要再次接种疫苗。

面部皮肤要小心扁平疣

扁平疣是一种由人类乳头瘤病毒引起的病毒性皮肤病，好发于颜面、前额和手背，也可发生在腕和膝部，大多数都是突然出现，一般为针头至米粒大小或稍大的扁平丘疹，略高于皮肤表面，也可显著突起形成圆顶状，而且扁平疣极其容易传染，给身边亲人的身心健康带来巨大的威胁。扁平疣发病时间越长，就越容易形成严重的色素沉着，给患者带来很大程度上的心理阴影。

扁平疣有"四忌"

扁平疣好发于儿童和青少年，亦常见于成人，呈对称性发于颜面、手背及前臂等部，发病后无自觉症状，但常在消退前出现瘙痒。扁平疣可以自愈，但有些患者往往因处理不当，使得发病范围扩大，常常多年不愈。

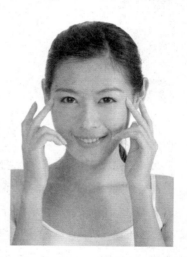

忌搔抓。因为扁平疣常常发病于面部，而且发病人群又正处于人生的青春美好时期，所以有些患者因它影响到美观，尤其是面部美观，就自行想把它抓掉，但结果却使疹子越来越多，甚至沿抓痕呈线状排列，密集成片。正确的方法应该是不去理会它，尽量减少外部刺激。

忌外用皮肤病药膏。大多数皮肤病外用药都是激素类药物，对于治疗皮炎湿疹等疾病有很好的疗效，但如果用于扁平疣，则会抑制皮肤的免疫反应，降低皮肤的抵抗力，使得疣体短期内迅速发展。所以患者切不可自行涂抹药物，应在医生指导下选用刺激性小的抗病毒药物。

忌滥用激光除疣。激光虽可以用来治疗扁平疣，但它实质上是属于一种破坏性的治疗方法，有些患者并不适合这种疗法，而且激光治疗若操作不当还极易形成疤痕。

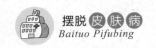
忌心情抑郁。有些患者染病后心情抑郁，生活不规律，这样往往降低了人体的免疫功能，使扁平疣更加难以治疗。愉快的心情和合理的饮食，对治疗扁平疣有很大程度上的帮助。

健康小贴士 >>>

> 扁平疣主要通过直接接触传染，但也可通过污染物，如针、刷子、毛巾等间接传染。另外，外伤也是引起传染的重要因素，所以患者应积极参加体育运动，提高自身免疫力，对于皮肤上的伤口也要及时做好清理工作。

⊕ 疱疹可分为不同类型

疱疹是一种由疱疹病毒所致的病毒性皮肤病，中医称之为热疮，认为是发热或高热过程中所发生的一种急性疱疹性皮肤病。此病常见于高热病后发生，好发于皮肤黏膜交界处，以成群小疱为主要外在特征，多在1周后痊愈，但也很容易复发。临床上常把疱疹分为生殖器疱疹、单纯疱疹和带状疱疹。

单纯疱疹。单纯疱疹是由单纯疱疹病毒所引起的，人类单纯疱疹病毒分为两型，即单纯疱疹病毒Ⅰ型和单纯疱疹病毒Ⅱ型。Ⅰ型主要引起除生殖器以外的皮肤、黏膜和器官的感染，Ⅱ型主要引起生殖器部位皮肤黏膜感染。病毒可通过口腔、呼吸道、生殖器以及皮肤破损处侵入体内，潜居于人体正常黏膜、血液和多数器官内，此时并无外在症状，但某些诱发因素如发热、受凉、日晒、情绪激动、胃肠功能紊乱等可使潜伏在体内的病毒激活，并经血行或神经通路播散，从而发病。

生殖器疱疹。生殖器疱疹是由单纯疱疹病毒Ⅱ型所引起的，通常患有单纯疱疹的人与他人口交时可以使该人患上此类疱疹。男性患者多发生于龟头、冠状沟、尿道口或阴茎体，可见密集小水疱并迅速变为糜烂面，有时可并发尿道炎。女性患者多发生于阴唇、肛门周围、阴道，生殖器附近的皮肤可见有散在性水疱，约90％的病人可同时侵犯子宫颈，引起宫颈炎或子宫炎。

带状疱疹。此类疱疹好发于成人，春秋季节多见，其发病率随着年龄的增大呈显著上升的趋势，可发病于全身的任何一个部位，其主要特点为簇集水疱，并伴有明显的神经痛。

健康小贴士 >>>

　　疱疹患者可能会因为皮肤上出现大疱、血疱，甚至糜烂，而产生心理上的紧张难安，其实只要治疗得当，10天左右皮肤即可痊愈，而且治愈之后一般不会复发。对于水疱处应注意避免摩擦，可外用中草药促使水疱干燥、结痂。

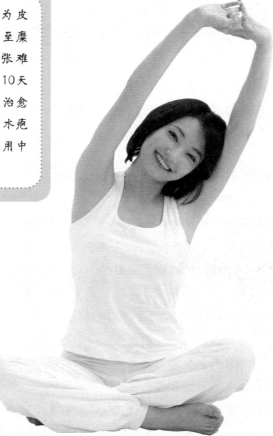

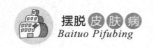

性传播疾病

性传播疾病是指通过性接触传染的一组传染病，在我国简称为性病。部分性病也可以是间接传染方式，还存在着母婴传播。

可通过母婴传播的梅毒

梅毒是由苍白螺旋体即梅毒螺旋体引起的一种慢性性传播疾病，它可以侵犯皮肤、黏膜及其他多种组织器官，可有多种多样的临床表现，常常会有一段时间的潜伏期，除性交外，病原体可以通过胎盘传染给胎儿而发生胎传梅毒。

梅毒分为三个时期

医学上根据传染途径的不同，可将梅毒分为后天梅毒与先天（胎传）梅毒，根据其病期又可分为早期梅毒和晚期梅毒。但后天梅毒往往会有一个潜伏期，所以先天梅毒的早期相当于后天梅毒的二期，其晚期与后天梅毒晚期相似。

一期梅毒。此时期主要发生于后天梅毒中，当梅毒侵入人体后，经过2~3周潜伏期（一期梅毒），即发生皮肤损害，即硬下疳，表现为外生殖器部位发生暗红色硬肿块、浅溃疡，有软骨样硬度，周围淋巴结肿大。

二期梅毒。经过一期梅毒1~2个月之后，皮肤会对称泛发皮疹、斑疹、丘疹、脓疱疹等，黏膜可发生黏膜斑、扁平湿疣，传染性强。同时口角、鼻孔、肛周可发生线状皲裂性损害，外阴及肛门可发生糜烂，患者在此时期常常会因鼻炎而流涕不止，因喉炎而造成声音嘶哑。

三期梅毒。三期梅毒也就是人们常说的晚期梅毒，常发生在感染后2～3年乃至10年，此时期不仅皮肤呈现为树胶样肿大，还会涉及骨、关节、心血管，其中以眼部病变最多，占80%左右，主要为间质性角膜炎。

梅毒患者生育应做好防范措施

妊娠梅毒不但能给孕妇健康带来影响，更能影响胎儿发育，导致流产、早产、死胎，即使妊娠能维持到分娩，所生婴儿患先天性梅毒的概率也很高，所以梅毒患者妊娠生育时应当做好各项防范措施。

进行孕前检查。妊娠梅毒的发生大多是由于潜伏期梅毒所致，患者往往不自知，所以育龄妇女在计划怀孕前应进行梅毒血清学检查，如果发现自己感染了梅毒，则应暂缓怀孕，以治疗梅毒为先，同时还应对配偶进行检查，并在医生指导下决定怀孕时间。

在妊娠3个月内进行筛查和驱梅治疗。若孕妇已经被确诊感染了梅毒，最好是选择流产，但若不愿意流产，则应该在医生指导下，进行充分的驱梅治疗，确保孕妇体内的梅毒螺旋体没有致病性。

妊娠中后期发现梅毒应采取补救措施。此种情况下，在及时治疗母体的同时，还应判断胎儿是否受到感染，可立即收集胎儿羊水进行检查，发现梅毒螺旋体即可作为胎儿感染的诊断依据。

分娩结束后，应重新给患者制定相关的治疗方案。防止因药物使用不当，使得刚刚生产，身体处于虚弱的患者产生不良反应，同时患者若乳房上无梅毒皮损，则可给健康婴儿哺乳。

健康小贴士 >>>

早期梅毒患者具有较强的传染性，晚期梅毒虽然传染性逐渐减小，但也要小心进行防护。患者使用过的内裤、毛巾需及时单独清洗，并在医务人员指导下进行严格消毒。发生硬下疳或外阴、肛周扁平湿疣时，可以使用清热解毒、除湿杀虫的中草药煎水熏洗坐浴。

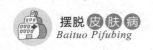
⊕ 淋病不可小视

据在医院性病门诊中，经调查，许多病人不懂得性病的传播途径和预防方法，自己感染淋病后不知道，从而传染给配偶和子女。所以了解性病的传播途径及预防方法是十分重要的。

淋病也分男女 ◀◀◀

淋病是淋病奈瑟菌（淋球菌）引起的，以泌尿生殖系统化脓性感染为主要表现的性传播疾病。淋球菌表面含有黏附因子，它不仅能够黏附和侵入黏膜上皮，而且还会引起黏膜上皮细胞的损伤、坏死和脱落，造成皮下结缔组织或黏膜下层的扩散性感染病灶，这样淋球菌就会在感染病灶内大量生长繁殖，并沿泌尿生殖管蔓延扩散，男性和女性也因各自生理特征不同，外在表现症状不同。

男性淋病。男性淋病的最早症状为尿道口红肿、发痒及轻微刺痛，患者常常有尿频、尿急、尿痛等症状，并有稀薄黏液流出，1~2天以后，红肿会逐渐扩大，稀薄黏液转变为深黄色的脓液，患者往往行动不便。男性淋病患者的炎症扩散到后尿道时，还会引起急性前列腺炎、精囊炎和附睾炎。由于炎症反复发作，使尿道疤痕狭窄，部分患者发生输精管狭窄，可造成不育，同时会阴部疼痛，部分患者出现高热、寒战等全身症状。

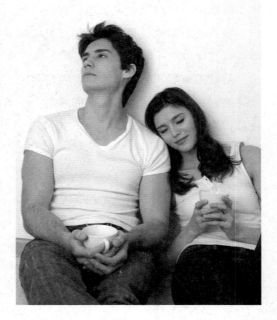

女性淋病。 女性淋病包括尿道淋病及生殖道淋病两个方面，女性患者由于尿道短，故泌尿道症状比男性较轻，常以白带增多为主要症状，生殖道淋病以下腹疼痛为主。女性淋病最常见的感染部位为宫颈、尿道、尿道旁腺、子宫内膜及输卵管，炎症反复发作后，输卵管疤痕狭窄，可造成继发不孕症，同时女性淋病患者还会并发前庭大腺炎、盆腔炎、子宫内膜炎、输卵管炎等。

淋病的传染方式

淋病属于性传播疾病的一种，故主要的传播途径就是通过性交或其他性行为传染。临床数据统计，男性淋病很多都是由性交接触引起的，而女性淋病可由性交直接感染，也可由其他方式感染。除性传播外，淋病也可由非性接触传染（间接传染），这种传播方式比较少见，主要是接触了病人含淋病双球菌的分泌物或者曾经使用过的用具，如沾有分泌物的毛巾、内衣裤、床单棉被，乃至于厕所的马桶圈都可以传染，因为女性尤其是幼女，其尿道和生殖道短，很容易被感染。除此以外，妊娠期妇女的淋病患者也可引起羊膜腔内感染，包括胎儿感染。

淋病应主动预防

淋病应当采取主动预防措施，避免疾病的发生，以下列举出了预防淋病的几大方针：

1.提倡洁身自好，反对性自由、性解放，严禁嫖娼卖淫。性交中，必须配戴安全套，这样可以有效降低淋球菌感染发病率，坚持一夫一妻的性关系。爱情专一不仅是传统的道德观念，也是预防淋病蔓延的重要手段之一。

2.注意个人卫生，经常用肥皂清洗阴部和手，不要用带脓汁的手去揉擦眼睛，若不小心触摸患处后，必须及时清洗，给手部消毒。

3.对于患有淋病的家人来说，应经常消毒该患者使用过的毛巾、衣服，禁止患者与儿童，特别是幼女同睡一床，共用浴盆和浴巾等。淋病患者未经治愈时，不应与配偶有性生活。

4.新生儿出生时，经过有淋病母亲的阴道时，淋菌也会侵入眼睛，引起眼

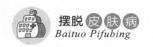

晴发炎，为了预防发生新生儿眼病，对每一个新生儿都要用1%硝酸银一滴进行点眼预防。

尖锐湿疣的家庭检测及误区

尖锐湿疣是由人类乳头瘤病毒感染引起的一种性传播疾病，主要感染人体的皮肤和黏膜，可以通过性接触直接感染，也可通过接触病变部位及病人分泌物感染，其潜伏期常为3~8个月，平均为3个月，是一种多见于20~25岁性生活频繁的青年男女的疾病。

尖锐湿疣的家庭检测

男性尖锐湿疣好发于包皮系带、包皮、尿道、冠状沟、阴茎、肛门周围和阴囊等处，其病症初期为淡红或暗红色粟状大小赘生物，性质柔软，顶端稍尖，逐渐长大或增多。发生于肛门部的尖锐湿疣往往状如菜花，表面湿润或有出血，颗粒间常积存有脓液，散发恶臭气味，搔抓后可继发感染。女性尖锐湿疣潜伏期平均为2~3个月，局部有瘙痒、疼痛感，外阴、阴道、宫颈、肛周，都可能感染发病，局部表现为淡红色或灰色小丘疹，呈疣状突起，常融合形成菜花样赘生物。

家庭检测尖锐湿疣一般用3%~5%冰醋酸溶液遍涂可疑受侵皮肤，3~5分钟

（肛周10分钟）后观察患处与周围正常组织间是否形成明显的反差，如变白则为醋白试验阳性，可检出肉眼所不能发现的亚临床感染，在放大镜下观察更为明显，表现为境界清楚的白色斑片或斑点。醋白试验简单易行，可以作为家庭检测尖锐湿疣患者的一种方法，但醋白试验并不是一个特异性的试验，对于其他原因引起的上皮细胞增生或外伤后初愈的上皮可出现假阳性的结果，但总体上来说，其准确性可达80％左右。

尖锐湿疣的常见误区

在尖锐湿疣的治疗过程中，患者往往因为各种道听途说得到的消息而背负了巨大的心理压力，并认为这是一种无法治愈的疾病。其实，这些小道消息往往是因为患者对尖锐湿疣的认识不清，加上可能自身治疗效果不佳而产生的误区。

误区一： 尖锐湿疣容易复发

尖锐湿疣确实有复发的可能性，并且复发最常出现在治疗后的3个月内，但随着时间的延长，病人的传染性就会降低，其复发的可能性也会降低。患者经治疗后6个月内不复发，就基本上算是临床治愈了，若是一年之内不复发，那么以后复发的可能性极小，而且传染的可能性也极小。因此，治疗后的第3个月是最为关键的时期，在这期间患者要随时去医院检测病情，合理用药，不要盲目地换药。

误区二： 配偶或性伴侣一定会被传染

研究证实大于40％的尖锐湿疣患者的配偶或性伴侣同样患有此病，但也有相当部分的患者其配偶或性伴侣并未发生皮损，这可能与受染者的免疫状况有关。尖锐湿疣患者的1次性接触感染率高达60％，通过性生活生殖器易破损的部位而感染，但是临床上不是所有的接触者都会发生尖锐湿疣，这可能与接触到的病毒数量和患者病期或其他因素有关。

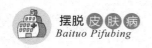
误区三： 尖锐湿疣患者不能生育

事实上，尖锐湿疣与淋病和梅毒一样，都会通过母体传播给婴儿，但若是彻底治愈后并无传染性，不影响怀孕和生育。患者在接受正规治疗后，如果症状消失，一年后无复发症状，就都可以考虑结婚、生育。

误区四： 病毒在血液中

有些医生和诊所为追求利益最大化，利用患者对疾病的不了解，告诉患者病毒存在于血液中，必须进行打针吃药治疗，其实不然。尖锐湿疣的病原体为人乳头瘤病毒，它们通常不进入血液，只潜伏于表皮基底层，然后随着表皮复制进入细胞核内，引起细胞分裂，形成皮损。

误区五： 尖锐湿疣可手术治疗

很多患者认为手术治疗尖锐湿疣是最为有效的治疗方法，而在临床医学上，医生往往并不建议患者使用手术治疗，因为外科手术（包括冷冻、激光、电烙、手术等）虽然除疣速度较快，但只能针对可见疣体，对于那些尖锐湿疣生长过于迅速、孤立的疣体才会考虑手术切除，术后为防止复发还需配合其他治疗。所以对于一般患者，若使用手术治疗，不仅痛苦、风险大、治疗费用高、恢复较慢，而且手术后并不能清除疣体周围皮肤中潜伏病毒，除疣不除毒，容易复发。

健康小贴士 >>>

尖锐湿疣患者应当注意个人卫生，保持外生殖器的清洁干燥，禁止性生活，因为性生活可能会把病毒传染给对方，还会传染自己的其他部位。内裤的洗涤最好以温和的肥皂手洗，不要用强效的洗衣粉或用洗衣机洗涤。女性患者上完厕所请记得由前往后擦，因为肛门可能带有很多细菌，感染到阴部；同时也不要冲洗阴道，因为阴道有自净的功能，刻意冲洗反而不利。患者在饮食上应少吃淀粉类、糖类以及刺激性的食物（例如酒、辛辣物、油炸类食品），多吃蔬菜水果类，合理调节自身的机体功能。

过敏性皮肤病

　　过敏性皮肤病是由过敏原引起的皮肤病，具体的过敏原可以分为接触过敏原、吸入过敏原、食入过敏原和注射入过敏原四类，每类过敏原都可以引起相应的过敏性皮肤病，常见的过敏性皮肤病有接触性皮炎、湿疹。

与外界接触也会引起皮炎

　　接触性皮炎是皮肤黏膜和外界物质接触之后，如化纤衣着、化妆品、药物等而发生的炎性反应。其主要表现为接触部位发生边缘鲜明的损害，轻者为水肿性红斑，重者会出现丘疹，甚至瘢痕，病情十分严重者则会有表皮松懈，甚至坏死。

　　引起接触性皮炎的过敏物质有很多，比如各种动物皮毛、植物花粉，以及各种化学制剂。发病后皮损的形态、范围、严重程度取决于接触物种类、性质及其浓度，接触时间的长短、接触部位和面积大小以及人体对刺激物的反应程度。按其发病原因可分为两种。

刺激性接触性皮炎

　　强酸强碱等物质，任何人接触后均可发生反应。此种皮炎没有潜伏期，不需要经过免疫机制而直接损害皮肤。另一种则是长期接触刺激性很弱的物质，如肥皂、洗衣粉等，短时间内不会出现皮炎，但经过较长时间反复接触后就会引起皮炎的产生。

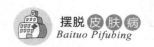
变态反应（过敏反应）性接触性皮炎 ◄◄◄

变态反应则是某种刺激因子（过敏原）作用于皮肤和黏膜引起的，仅有少数具有过敏体质的人才会发病。初次接触过敏原后并不立即发病，往往经过4~20天的潜伏期（平均7~8天）才会使机体致敏，如果再次接触该物质后，可在12小时左右（一般不超过72小时）发生皮炎。

健康小贴士 >>>

虽然芦荟制成的化妆品对皮肤养颜美白有很好的效果，但不能在面部直接涂抹新鲜芦荟汁，其原因是因为鲜芦荟汁中的芦荟甙是一种光敏性物质，能大量吸收日光中的中波紫外线，转化为光化学产物，这种产物与皮肤内蛋白质相结合，形成能引起强烈过敏症状的全抗原，同时由芦荟汁引起的接触性皮炎患者还会伴有支气管哮喘、湿疹等其他疾病。

🕀 容易反复发作的湿疹

湿疹是一种常见的由多种内外因素引起的表皮及真皮浅层的炎症性皮肤病，发病病因被认为是多种因素所致，其中包括遗传、感染、饮食、药物和环境等诸多因素。湿疹可发生于任何年龄、任何部位、任何季节，常常在冬季复发或加剧，有渗出倾向，病程长，易反复发作。

湿疹可分为三种类型 ◄◄◄

临床上按病程的不同将湿疹分为急性湿疹、亚急性湿疹和慢性湿疹三种。

急性湿疹。急性湿疹有剧烈的瘙痒症状，发病急，常呈对称分布，以头面、四肢和外阴部好发。在病程发展中，红斑、丘疹、水疱、脓疱、糜烂、结痂等各型皮疹可循序出现，患者往往常因剧烈瘙痒而反复搔抓，使病情加重，

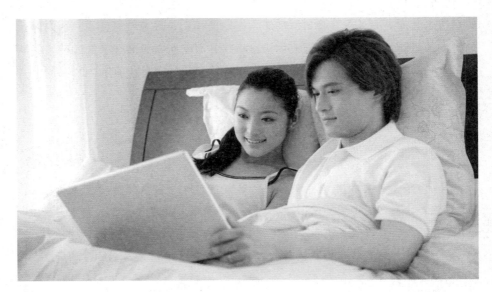

但若是处理适当则会使炎症减轻，皮损也可在2～3周后消退。经常反复发作的急性湿疹会转为亚急性或慢性湿疹。

亚急性湿疹。急性湿疹炎症减轻后，局部仍伴有剧烈瘙痒，此时皮损主要以结痂、丘疹和鳞屑为主，有些患者皮肤可见少量丘疱疹，并有轻度糜烂，此种湿疹若处理不当则可急性发作或转为慢性湿疹。

慢性湿疹。慢性湿疹多因急性、亚急性湿疹处理不当，或处理效果不佳，从而反复发作逐渐演变而成，也有些患者因经常搔抓、摩擦或其他刺激，以致发病开始时即为慢性湿疹。患者患处皮肤常常浸润增厚，表面粗糙，呈暗红色及色素沉着，皮损多为局限性斑块，常见于手足、小腿、肘窝、乳房、外阴、肛门等处，边缘清楚，病程可长达数月或数年，也可因刺激而急性发作。

湿疹患者如何面对激素类药物

湿疹患者并不是完全不能使用激素类药物，相反的，外用的激素制剂是治疗湿疹的一线用药。只要使用得当，病情可以得到很好地控制，并能长期缓解。需要注意的是患者不要自行在外购药，最好能在医院医生的指导下使用。因为激素有弱效、中效、强效不同种类，还有一些为复方制剂，需要根据不同

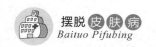

的病情来选择。另外应注意口服的激素一定要慎用，尽量避免使用。因为停药后复发的可能性很大。对于湿疹的极度瘙痒，可使用抗组胺药及镇静药，必要时可用一些麻醉剂等，顽固性湿疹服药时间比较长，一般情况下在2～4周，有的患者甚至需要服更长时间。

健康小贴士 >>>

　　湿疹患者应尽可能避免各种可疑致病因素，如热水洗烫、用力搔抓及外用药不当等。生活上注意避免精神紧张、过度劳累，食物中勿食辣椒、鱼、虾、蟹或浓茶、咖啡、酒类，衣被不宜用丝、毛及化纤等制品，平时保持大便通畅，睡眠充足，冬季注意皮肤清洁及润泽，这些都可减少湿疹的复发。

 # 药物反应引起的皮肤病

　　由药物反应引起的皮肤病，在医学上通常称为药源性皮肤病。药源性皮肤病在药物反应中占有重要地位，一则是因为它发生于皮肤黏膜表面易引起注意，二则它也可能是全身性严重反应的外在表现。

用药史

　　药物引起的皮肤病一定要有用药史，即曾经对某种药物过敏过。市面上常见的可引发药物过敏的药物如抗生素类的青霉素、链霉素，解热、镇痛类的阿司匹林、氨基比林，还有一些催眠药、镇静药与抗癫痫药，如鲁米那、眠尔通、泰尔登、苯妥英钠等。

潜伏期

药源性皮肤病一般不发生于首次用药，也有少数发生在用药后的4~20天内，但再次用药后则会在接触过敏原后几分钟到24小时内发病，个别情况可延迟到几天后发生。

临床表现

药源性皮肤病常表现为皮肤潮红、发痒、心悸、皮疹、呼吸困难，严重者可出现休克或死亡。已致敏的患者对于该药的致病性可持续很久，甚至终身不退，再次用药会重现原来的症状或更严重，接触该药的次数越多，反应往往越严重。

注意与药理学不良反应的鉴别

有些药物引起的不良反应，有时可与药源性皮肤病相混淆，需要注意加以鉴别。譬如常见的荨麻疹型反应，多数是变态反应机制产生的，但也可由组胺释放机制致成，组胺释放机制是与变态反应无关的药理学作用。

健康小贴士 >>>

对于此类病症，患者应该了解自身对哪些药物有过敏反应，并及时在医生开药时向医生说清楚，有些药物如青霉素等，在使用前须接受皮内试验，提前发现自己是否存在药物过敏。

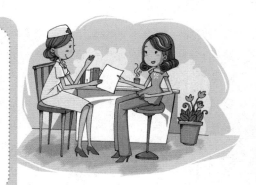

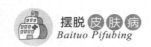

物理性皮肤病

物理性皮肤病是指由于某些物理因素（如机械性摩擦、温度、湿度、光线和放射线等）对人体皮肤的刺激达到一定程度，而引起皮肤损伤的一种皮肤病。常见的物理性皮肤病有晒斑、日光疹、鸡眼。

⊕ 强光照射后可形成日光性皮炎

日光性皮炎是一种因气温高、湿度大所致的夏季常见病，多见于成年人，晒后数小时至十余小时后，受晒皮肤会出现境界不清楚的水肿性红斑、斑丘疹，自觉瘙痒剧烈，皮疹好发于四肢和躯干，以下肢为多见，对称分布，病情严重者还可发生水疱甚至大疱。

日光性皮炎多发于春夏季 ••••••••••••••• ◄◄◄

春夏季是日光性皮炎的多发季节，强烈的紫外线照射可损伤皮肤组织中的脱氧核糖核酸，使真皮纤维发生变性，造成细胞组织破坏，因而发生一系列临床症状。皮疹常出现在阳光直接照射的暴露部位，以面部、颈部、手臂、手背处最多见。某些患者在食用一些食物后，也会因太阳光的照射而引起日光性皮炎，这主要是因为食物中含有光敏性物质，吃了这些食物后，若接触到紫外线就会出现瘀点、水

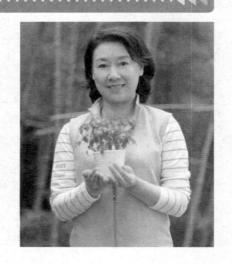

疱，严重者还可能出现皮肤溃疡和糜烂，疱液可能是清色，也可能带血，医学上称之为"植物性日光性皮炎"。

日光性皮炎处理要避开误区

日光性皮炎是夏季困扰人们的一个很大的问题，很多患者在病情还不是很严重的时候并不在意，在没有医护人员的指导下，因为自身对日光性皮炎的认识误区而错误地使用了某些方法，结果使病情越加严重，给治疗增加了难度。

误区一：晒伤后不用处理

晒伤如果不处理会导致皮肤发炎，留下色素沉着斑。因此晒后早期给予抗炎治疗，配合湿敷和保湿护理可以减轻日晒对于皮肤的伤害。

误区二：晒伤很正常，过几天就好

有很多患者认为被太阳晒伤后出现的轻度日光性皮炎很正常，不需要治疗，只要过几天就会好，其实不然，反复晒伤不仅使皮肤变黑、加速老化，还会增加以后发生皮肤癌症的几率。

健康小贴士 >>>

当皮肤被暴晒以后，利用一些蔬菜水果作为冷却剂也是一种好的方法。比如用棉花蘸取小黄瓜挤出的汁液，涂抹在皮肤上，不仅可以除去皮肤的热度，还具有清爽的感觉，最常用的还有莴苣、西瓜皮等。

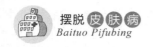
足部摩擦挤压而形成的鸡眼

鸡眼是由于局部皮肤长期摩擦和受压，引起的圆锥形角质层增厚。通常为嵌入皮内的圆锥形角质栓，从针头到黄豆般大小不等，其表面光滑且稍微隆起，呈淡黄或深黄色，受压或受挤后会出现明显疼痛，大多为1~2个，偶有多发者，一般不易自愈。

穿鞋不适会引起鸡眼

鸡眼主要发生于足部，鞋如果不合脚或不符合足部工程学原理，会使足部长时间受到挤压，导致鸡眼。尤其是女性鞋子，为了吸人眼球，设计上常求款式新颖、造型美观，生产出来的鞋子大多窄面、高跟、鞋尖，而这些鞋子很容易造成脚趾的扭曲、外翻以及脚底和脚趾不当的挤压，所以女性发生鸡眼的概率比男性高很多。

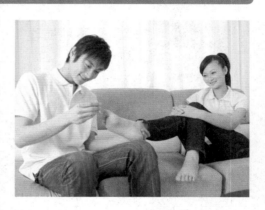

鸡眼主要是和鞋与脚摩擦、挤压有关，因此最有效的预防就是选择一双适合自己的鞋子。与此同时，还需要准备两三双合适的鞋轮换着穿，这样不仅能保证不同的鞋对脚的压迫程度不同，避免同一部位长期受压长鸡眼，而且还有利于足部的干净清爽。

正确处理鸡眼

对已长出的鸡眼，患者可先用热水将患处泡软，用已经消毒的小刀片小心削去表面角质层露出鸡眼后，用胶布保护鸡眼周围的皮肤，外敷溶解角质的制剂，如鸡眼膏、雷锁辛软膏等，2～3天一次，直到将尖端露出为止，再由医护人员用尖头手术刀将鸡眼角栓挖出。激光也可治疗鸡眼。鸡眼的病程越长，角质层的锥体就会越大而深，手术的难度也会增加，而且伤口越大继发感染的可能性越大。

健康小贴士 >>>

　　鸡眼患者不可使用剪刀去挖患处，这样往往会因为修脚器械未经消毒处理或者消毒不彻底，而造成皮肤感染或溃疡，视力较差的患者尤其要注意。患者还应每天晚上养成泡脚的好习惯，这样能够软化鸡眼，同时穿鞋时可在鸡眼上或足部经常受压的部位放一些有孔的泡沫垫，以帮助减轻压力。

 # 红斑丘疹鳞屑性皮肤病

　　红斑丘疹鳞屑性皮肤病是一组病因及发病机理均比较复杂又未清楚的皮肤病。本组皮肤病在临床表现上有许多共同之处：一般有或轻或重的瘙痒，皮肤损害以红斑、丘疹、鳞屑为主要表现，目前多无根治性特效疗法，其中银屑病为常见病，对人体危害较大。

银屑病的四种常见类型

　　银屑病是一种常见的慢性皮肤病，其发病原因很复杂，常常认为是遗传、环境、精神、免疫等诸多因素综合所致，临床上一般将银屑病分为以下四种类型。

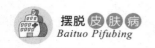
寻常型银屑病

此种类型的银屑病是最为常见的一种，初发时皮肤会出现针头大小的红色丘疹，继后皮损逐渐扩大，形成点滴状、钱币状、花瓣状、地图状或斑片状损害。皮疹好发于头皮、四肢伸侧、甲等部位，常呈对称分布，表面覆有银白色云母状鳞屑，刮去此层薄膜后，可见针尖样的出血点，是银屑病的又一特征性表现。

脓疱型银屑病

脓疱性银屑病可分为泛发性和局限性。泛发性多为急性发病，脓疱可在数日至数周内泛发全身，刚开始为针尖大小的密集小脓疱，之后很快融合成大脓包，并伴有高热、关节肿痛及全身不适，脓疱干涸后随即脱屑，但皮屑脱落后又会有新的脓疱出现。局限性则多见于双手掌和足趾部，其外在表现症状和泛发型并无太大差别。

红皮病型银屑病

在治疗银屑病的过程中，有些患者可能因为使用了刺激性较强的药物，或者长期使用激素类药物却突然停药，都会使得银屑病的皮损逐渐扩大增多，病情加深，连累大部分皮肤形成红皮病。红皮病型银屑病的主要特点是在原有皮损部位出现潮红，并迅速扩散至全身皮肤，呈弥漫性红色或暗红色，表面附有大量鳞屑，不断脱落，有少量渗液溢出。此种类型的皮肤病病情顽固，常常数月或数年不愈，即使治愈，也很容易再度复发。

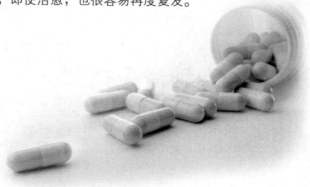

关节炎型银屑病

关节炎型银屑病的皮肤损害，常常表现为厚厚的像蛎壳状的皮损，好发于大小关节，除手腕、手指脊柱关节等处，病变的关节有红肿、疼痛等症状，其附近皮肤也会因为活动受限，日久以后呈僵直状态。此种类型的皮肤病很少见，但任何年龄段均可发生。

健康小贴士 >>>

银屑病应与脂溢性皮炎和玫瑰糠疹区分来。脂溢性皮炎的皮损多为黄红色毛囊丘疹，且边界不清楚，其上还覆有油腻性糠状鳞屑；而玫瑰糠疹则为黄红色斑疹，呈椭圆形，斑疹上附有灰白色环形糠状鳞屑，好发于躯干和四肢近端，可以自愈。

桃花癣与桃花无关

桃花癣在医学上称之为单纯糠疹，此种病症与桃花无关，只是多发于桃花盛开的春季，且其皮损颇似片片桃花瓣，又称为"白色糠疹"、"链球菌性糠疹"、"面部干性糠疹"和"链球菌性红斑"等，中医称为"桃花癣"。

它是一种发生于颜面部位，以浅表性干燥鳞屑性色素减退为特征的一种慢性皮肤病，皮损为一个或数个圆形或椭圆形、境界不清的浅白色斑片，其表面干燥，并附有糠秕状细屑，大小不等，无自觉症状，日久以后损害可逐渐扩大，邻近者可相互融合，少数病人也会发生于躯干、四肢。多发于儿童和青少年，也可见于成年人，发病季节以春季多见，也见于夏初及冬季，此病与白癜风在某种程度上有相似症状，所以要注意区分开来。与日光照射、皮肤干燥或异位性体质有一定关系。

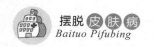
与白癜风不同，后者的白斑则是境界清楚的纯白色斑片，表面光滑，没有鳞屑，严重时连表面的毛发也可变白，主要长在头、脸部、躯干，表现为单个或多个不规则纯白色斑块，并且会不断蔓延。

健康小贴士 >>>

颜面单纯糠疹，是一种好发于儿童颜面的白色糠状鳞屑，大部分儿童发病时除与皮肤干燥、强烈阳光照射、感染等因素有关，民间也叫做"虫斑"，部分患者伴有肠道寄生虫，所以还应做驱虫治疗。

玫瑰糠疹不会复发

玫瑰糠疹是一种常见的炎症性皮肤病，好发于躯干和四肢，有数目不定的玫瑰色斑片，其上有糠状鳞屑，本病有自限性，一般持续6~8周而自愈，自愈后不会复发，但也有经久不愈的情况，很多玫瑰糠疹患者延误治疗后容易遗留难看的色素沉着，所以应当及早治疗。

玫瑰糠疹要与梅毒鉴别开来

玫瑰糠疹的发病原因尚不明确，普遍认为与病毒感染有关，皮损最开始发于躯干，有直径1~3cm大小的玫瑰色淡红斑，表面有细薄的鳞屑，被称为前驱斑，约1~2周以后躯干与四肢近端出现大小不等的红色斑片，常对称分布，并逐渐向四肢扩散。此种皮肤病极容易与梅毒玫瑰疹混淆，尤其是二期梅毒疹。梅毒玫瑰疹皮疹主要分布在躯干、腰部、四肢、掌跖，而玫瑰糠疹一般不累及掌跖；梅毒无先驱斑或母斑，皮疹如指甲大小，是圆形玫瑰色的红斑，其表面光滑无鳞屑，无瘙痒症状，然而玫瑰糠疹有先驱斑或母斑，皮疹为椭圆形淡红

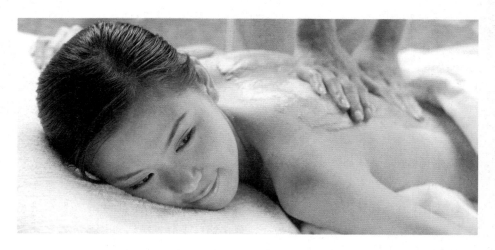

斑，其表面有糠状鳞屑，并同时有瘙痒症。除此以外，梅毒疹还会出现头部虫蚀状脱发，出现全身淋巴结肿大及血清检查阳性，而玫瑰糠疹并无此类症状。

预防和治疗相结合

对于玫瑰糠疹应做到预防和治疗相结合，应尽量减少出入公共场所，避免受到感染。若发高烧时，尤其是幼儿，除及时服用退烧药物，多喝水多休息外，还应注意幼儿精神状况，因为感染玫瑰糠疹后，患者的精神往往不佳。在急性期治疗玫瑰糠疹时禁用热水洗烫和肥皂搓洗，禁用强烈刺激外用药物，可适当应用抗组织胺药物，例如扑尔敏、赛庚啶、特非那丁及克敏能等，也可用维生素C。病情较轻者可用紫草30克，用水煎服，每日一次有效，此方法具有清热凉血、祛风止痒的作用。急性炎症期过去后，可用紫外线斑量照射，促进损害的消退。

健康小贴士 >>>

玫瑰糠疹患者可以多吃些绿豆，因为绿豆具清热解毒、除湿利尿、消暑解渴的功效，多喝绿豆汤有利于排毒、消肿，但煮的时间不宜过长，以免有机酸、维生素受到破坏而降低作用。

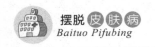
 # 自身免疫性皮肤病

自身免疫性皮肤病的病因不十分清楚，一般认为与遗传、免疫及病毒感染等有一定关系，是多因性疾病。随着免疫学的进展，发现多数自身免疫性皮肤病均伴有免疫学的异常，如抑制性T细胞功能低下、体液免疫功能亢进，有些结缔组织病有自身抗体存在，故也将这组病归入免疫性疾病或自身免疫性疾病。常见的自身免疫性皮肤病有红斑狼疮、硬皮病、皮肌炎等。由于结缔组织分布于全身各部，所以一旦发病，就会出现多脏器损害，病程较长，缓解与加重交替出现。

红斑狼疮的初步了解

从新生儿到 80 多岁的老年人都可能患上红斑狼疮，但其发病的高峰期在青春期前后以及妇女育龄期。从性别来看，女性患者比较多。除此以外，成人和儿童的发病率也不一样，一般男童的发病率要比成年男性的发病率高。

哪些因素会引起红斑狼疮

红斑狼疮患者在20世纪60年代以前，两年内的死亡率达到50%，但随着现代医学水平的提高，红斑狼疮的患者在5年内的存活率为93.5%，30年的生存率为70%，有的患者甚至可以生存50年以上。即便如此，红斑狼疮和其他自身免疫性疾病一样还未能找到确切的病因，一般认为它与遗传、感染、内分泌及环境等因素有关。

遗传因素。医学界普遍认为遗传是诱导红斑狼疮发病的重要因素。具有红斑狼疮遗传基因的人群平时与常人无异，一旦遇到外界环境的诱发因素，就会引发该病。大量统计数据表明，有红斑狼疮家族史的发病率高达 5%～12%，同时数据中还显示白人患上红斑狼疮的概率要少于亚洲人和黑人。

内分泌因素。人体内分泌系统出现紊乱，各项激素水平不均衡，都会诱发红斑狼疮。譬如红斑狼疮与人体内的雄激素和雌激素有很大程度上的关联，雄激素可以使病情得到缓解，而雌激素则会使病情恶化，所以临床上常见某些男性因睾丸发育不全患上红斑狼疮，而女性则因为受孕后雌激素分泌增加而感染此病。

环境因素。环境因素是除遗传因素外，诱发红斑狼疮的主要因素，包括物理因素和化学因素。物理因素主要是指紫外线的照射，具有红斑狼疮基因的人在经过强烈紫外线光照后，很容易诱发皮损并使原有的皮损加剧，有些局限性盘状红斑狼疮经曝晒后可演变为系统型，由慢性型演变成急性型。化学因素主要是指服用了某些药物，在我国有报道称1193例的红斑狼疮患者中，3%～12%的发病与用药有关，而在美国50万例红斑狼疮患者中，约有10%是因为药物所致，如青霉素、磺胺类、保太松、肼苯哒嗪、普鲁卡因酰胺、氯丙嗪等，这些药物都会引起并加重红斑狼疮。

其他因素。在日常生活中，若饮食不当，吃了某些易诱发疾病的食物，譬如对紫外线敏感的人群吃了"光感性食物"或者入住刚刚装修完成的新家，都可能会诱发红斑狼疮。

红斑狼疮的类型

红斑狼疮是一种累及身体多系统、多器官，病程迁延容易反复发作的自身免疫性疾病。 红斑狼疮一般分为系统性红斑狼疮和皮肤红斑狼疮两大类。患有红斑狼疮的患者在颜面部或是其他相关部位会反复出现顽固性难治的皮肤损害，有的还会在红斑的基础上出现萎缩、瘢痕，色素改变使得面部变形，严重毁容，从外表上看就像是被狼咬过的一样，故名为"红斑狼疮"。

盘状红斑狼疮。此种类型的红斑狼疮主要侵犯皮肤，是红斑狼疮中最轻的类型，治疗起来也相对容易很多，但若是治疗不当，少数病例（约5%）可转

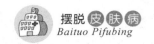
变为系统性红斑狼疮。实验室研究表明，盘状红斑狼疮患者的皮脂腺分泌卟啉的含量比正常人高 2~4 倍，而人体皮肤最大的皮脂腺是鼻部和颊部，所以卟啉在此处含量最多，因为卟啉是一种光活性化合物，所以在日光直接照射下，面部皮肤的光敏感性就会增高，即可出现红斑损害。损害初期为一片或数片鲜红色斑，其外表面附有鳞屑，日久以后皮损会逐渐扩大，呈圆形或不规则形，边缘色素会明显加深而中央色淡，整个皮损呈盘状，故名为盘状红斑狼疮，而盘状皮损若在日光暴晒或劳累后会病情加重，头皮上的损害会引起永久性脱发。

深部红斑狼疮。此种类型的红斑狼疮是处于轻度和重度之间的红斑狼疮，皮损表现为结节或斑块，位于真皮深层或皮下脂肪组织。皮损可发生于任何部位，最常见于颊部、臀部，其次为小腿和胸部。此时期的红斑狼疮性质很不稳定，可以一直这样单独存在下去，也可以转化为盘状红斑狼疮或者系统性红斑狼疮，也可与它们同时存在。

系统性红斑狼疮。系统性红斑狼疮是红斑狼疮中最为严重的一种，一些具有遗传因素的红斑狼疮患者，在某些诱发因素的作用下，会产生多种抵抗自身

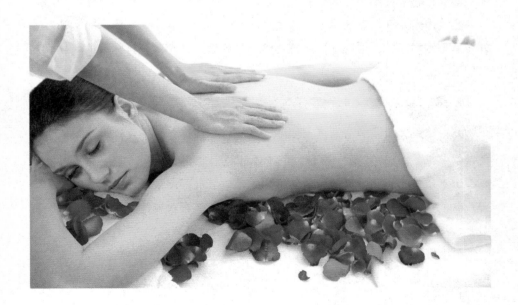

组织的抗体，不仅影响体液免疫，还会影响细胞免疫，累及皮肤、浆膜、关节、心脏、肝脏、肾及中枢神经系统等。此时期的狼疮病人的皮肤损害除盘状红斑狼疮时期的盘状红斑外，还会出现蝶形红斑、多形红斑、环形红斑、大疱性红斑，并同时伴有发热、脱发、口腔黏膜溃疡等症状，实验室检查发现患者血液中的白细胞降低、血小板减少、有溶血性贫血等。

健康小贴士 >>>

　　红斑狼疮患者50%以上有明显的肾脏损害，食入的蛋白质常常从尿中大量丢失造成低蛋白血症，引起身体的很多病理变化。因此红斑狼疮患者应及时补充足够的蛋白质，以动物性优质蛋白质为主，如牛奶、鸡蛋、瘦肉等。食用时要注意适量，瘦肉每天每人不超过100克，鸡蛋不超过2个，若食入量过多，患者不但不能完全吸收，还会增加肾脏负担。

硬皮病可引起其他疾病

　　硬皮病是一种皮肤变硬的疾病，各年龄均可发病，但以20~50岁为发病高峰，女性发病率约为男性的3~4倍。硬皮病是一种全身性结缔组织病，其病因与遗传和免疫异常有关，患者的皮肤会出现变硬、变厚和萎缩等症状，根据其病变程度及病变部位，可分为局限性和系统性两种不同类型。

硬皮病分为三个时期

　　局限性硬皮病可以转化为系统性硬皮病，但系统性硬皮病却不会转化为局限性硬皮病，两者没有绝对的界限。硬皮病的皮肤病变程度差别很大，轻者仅有局部皮肤硬化及钙化，严重者可出现全身广泛性皮肤硬化、增厚，不管是哪一种类型的硬皮病，其典型发病过程都会经历以下三个阶段。

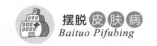

　　水肿期。早期硬皮病表现为皮肤变厚、绷紧、皱纹消失，皮肤外表面有水肿，其颜色呈苍白或淡黄，且温度偏低。局限型硬皮病患者早期水肿一般出现在手指、手背和面部，然后渐渐向颈、上肢、肩等处蔓延，而系统性硬皮病则往往从躯干部先发病，接着向周围扩展。

　　硬化期。硬皮病到了中期，我们称之为硬化期，即皮肤增厚变硬，发生纤维化，手指、手背发亮、绷紧、变红，表面有蜡样光泽，无汗液产生，毛发稀少，皮肤不易捏起。面部皮肤受累时可出现面部绷紧，表情固定，如果病变发生在手指，可使手指伸屈受限，发生在胸部，可出现胸部紧束感，所有患处皮肤均可出现色素沉着或色素脱失，通常在发病3年内皮损范围和严重程度达到高峰。

　　萎缩期。此时期的皮肤开始出现不同程度的变薄、变软，外表光滑如牛皮纸样，有时有色素沉着或减退，皮下组织及肌肉有时也会发生萎缩及硬化，皮肤变得光滑而细薄，紧贴于骨骼，并同时伴有头发的脱落。

由硬皮病导致的疾病

　　局限性硬皮病主要表现为皮肤硬化，而系统性硬皮病，可累及皮肤及内脏，特别是胃肠道、肺、肾、心、血管、骨骼肌系统等，引起相应脏器的功能不全。

　　消化系统病变。80%～90%的硬皮病患者可出现消化系统受累，这也可是硬皮病的首发症状。患者口咽部往往开口受限，口腔黏膜干燥、硬化，吞咽食物十分困难，并伴有胸骨后疼痛或胀闷感，饮冰水后上述症状更为突出，即食道雷诺现象。到疾病后期，因食管出现狭窄，吞咽更加困难，固体食物在胃内滞留而延迟排空加重了食管反流并导致饱胀、恶心、呕吐，有些患者为避免这种状况就减少进食，导致体重下降，营养不良。

　　心脏病变。系统性硬皮病常常伴有不同程度的心脏受累，主要症状包括活动后气短、心悸、胸部不适，这些症状在很大程度上会引起心脏病变。心脏病变主要表现为心肌炎、心包炎或心内膜炎，其病变的严重程度取决于心肌纤维化和肺小动脉炎引起肺动脉高压的程度，严重心肌纤维化和肺动脉高压最终会导致心力衰竭。尸检发现，30%～70%的硬皮病病人有纤维蛋白或纤维粘连性心包炎。30%～40%的病人有小量或大量心包积液。

肾脏病变。系统性硬皮病出现肾脏损害是一种不良的征兆。肾脏损害可分为急进性和慢性两种类型。急进性肾脏损害常突然出现严重高血压伴急性肾功能衰竭，表现为头痛、视力下降、抽搐、癫痫发作、意识模糊甚至昏迷等神经系统改变，大部分病人从出现恶性高血压到死亡仅不到3个月时间。而慢性肾损害多在发病3～5年后出现，开始表现为继续性蛋白尿，渐渐发展为持续性蛋白尿、镜下血尿、高血压和氮质血症。

关节炎。关节炎多发生在手指、腕、膝、踝等四肢关节，关节痛也是硬皮病早期出现的非特异性症状。病人常有较明显的关节疼痛和晨僵，疼痛可从关节沿肌腱涉及上臂及小腿部肌肉，往往活动时疼痛加重，并可听到较粗糙的摩擦音。

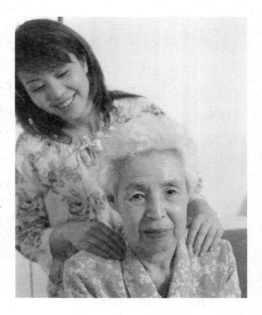

肌肉病变。硬皮病患者常有明显的肌痛、肌无力，到了晚期还会出现肌肉萎缩，这主要是因为皮肤逐渐增厚、变硬，使得关节的运动功能在一定程度上受到了限制，造成肌肉失用性萎缩。

健康小贴士 >>>

硬皮病病人90%有明显雷诺现象，雷诺现象的出现是血管痉挛和指动脉结构异常的表现。当病人遇冷或情绪激动时，会出现手足指（趾）皮肤毛细血管动脉和静脉分流的关闭，引起皮肤苍白，继而发绀的变化，同样在环境转暖时，血管收缩会解除，局部血流会恢复。

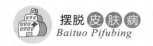
皮肌炎危害多不容轻视

皮肌炎是一种以皮肤、肌肉损害为突出表现的自身免疫性结缔组织病，受累皮肤常呈淡紫、红色水肿性红斑。病变可累及全身其他脏器，只侵犯肌肉而无皮肤损害者，称为多发性皮肌炎。皮肌炎可发生于任何年龄，发病高峰在5～15岁和30～50岁两个年龄段，女性略多于男性。皮肌炎的发病病因暂时尚不清楚，一般认为可能与肿瘤、感染、内分泌、代谢和自身免疫力等因素有关。

皮肌炎对人体产生的危害

皮肌炎在临床上经常被忽视和误诊，这主要是因为其发病症状常以某一部位比较严重，而且发病率极低。比如，若患者有肌无力症状的外在表现，则会很容易被误诊为"重症肌无力"；关节无力，易被误诊为"关节炎"；皮肤出现皮疹，易被误诊为"红斑狼疮"，所以很多皮肌炎患者错过了治疗疾病的最佳时机，使得身体其他器官和组织受累，对人体产生危害。

皮肌炎可引发肿瘤。临床上统计数据表明约9%～52%皮肌炎患者会并发肿瘤，年龄越大，并发肿瘤的机会越高，常发生于人体胃部、胆囊、卵巢、鼻咽、子宫、肺和食管等。当肿瘤切除后，皮肌炎的病情可迅速缓解而愈，所以对于常年治疗而病情未能好转者，应及时、详细地进行全身的化验检查，一旦查出肿瘤，应当及时切除，防止肿瘤恶化。

皮肌炎可引起身体器官病变。皮肌炎在临床上也可称之为是一种自身免疫系统弥漫性疾病，和硬皮病一样，都会累及身体的其他器官，使之产生相应的病变。皮肌炎可使人体皮肤和肌肉产生病变，皮疹常呈多样性，典型的为面、颈、前胸上部V字区弥漫性红斑，以及关节伸侧面红斑鳞屑性皮疹，疹中间部位会出现萎缩，同时患者上眼睑可出现特殊的淡紫色肿胀，称为向阳性皮疹，也是皮肌炎皮疹的特征之一。肌肉病变则主要表现为患者出现肌无力现象，任何部位的肌肉均可发病，病情多在数周或数月以后发展至高峰，患者除有肌无

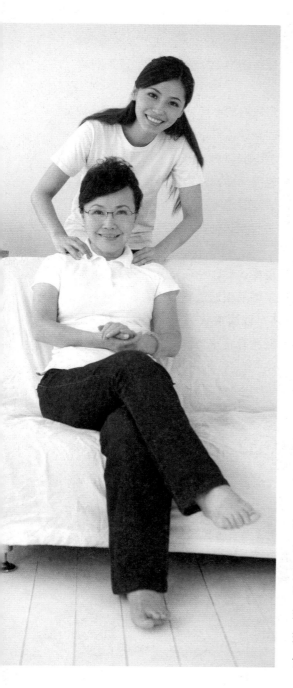

力外，还伴有肌痛和肌肉压痛。除皮肤病变和肌肉病变外，皮肌炎患者还常常会出现心脏病变和肺部病变，尸检资料显示近1/4患者有心肌炎，5%～10%患者发生间质性肺纤维化，出现肺功能障碍，气短、呼吸困难等症状。

皮肌炎对性功能和性欲有影响。 早期皮肌炎对性生活并无多大影响，但一旦发展到中后期，患者的容貌会发生很大程度上的改变，极大影响了病人的情绪，而且此时肌肉呈现明显萎缩，心脏病变或恶性肿瘤会使得全身衰弱，很难进行有效的性生活，患者所使用的治疗药物也具有使睾丸萎缩、卵巢受损等诸多不良反应，所以皮肌炎患者常会出现性欲淡漠、阳痿、月经紊乱、阴道及外阴干枯等现象。

皮肌炎可以致死。 皮肌炎发病率在万分之一左右，而且主要集中在10~15岁儿童和45~60岁的成人之间，属于一种自身免疫性疾病。临床上常常会被误诊为其他疾病，使得病情逐渐发展，累及身体其他器官，譬如使肺部发生病变，出现急性间质性肺病。该病伴有发热、干咳、呼吸困难等症状，虽并不一定出现肌无力现象，但病情进展迅速，易出现呼吸衰竭，常常可在发病后6个月内死亡。

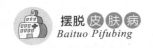
合理护理至关重要

在皮肌炎的治疗过程中，有效地护理往往比药物治疗更为重要，皮肌炎患者应当从生活和饮食上同时着手。

生活护理。在生活上，患者应当保持一个良好的心态，不要悲观消沉，应当树立战胜疾病的信心，配合医生进行长期的合理治疗，不私自滥用药物，或者私自减少剂量。急性期患者应卧床休息，可每日2次做一些关节和肌肉的被动活动，防止组织萎缩，恢复期患者可以适量轻度活动，但动作不宜过快，幅度不宜过大，避免过度疲劳，以免血清酶升高。同时患者的床位应当远离窗口，避免太阳光照射，外出时，应穿戴好帽子、手套和长袖衣服或打伞，防止紫外线照射。

饮食调理。皮肌炎患者应当合理地安排自身饮食，保证充分的维生素和蛋白摄入，尽可能不食用水产品（鱼、虾、蟹）等易引起过敏的食物和辛辣刺激性的食物（葱、姜、蒜等），此外，患者还可以饮食一些药物，如山药、当归、枸杞子、阿胶、灵芝等，此类食物具有健脾补肾等功效，对调理自身内环境很有帮助。

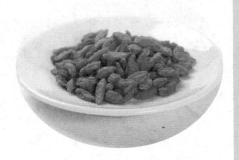

健康小贴士 >>>

目前皮肌炎的治疗是以皮质类固醇激素和免疫抑制剂为主，以相关的支持疗法为辅。早期诊断、及时治疗是成功治疗皮肌炎的关键，因此患者切不可一拖再拖，讳疾忌医，最终延误病情，以至于发展到后期危及生命。

色素障碍性皮肤病

色素障碍性皮肤病的表现是皮肤颜色异常，以色素沉着或色素脱失为主。部位深浅不同，色素沉着的颜色也不同，表皮的色素沉着为褐色，真皮浅层的为深褐色至灰紫色，真皮深层的则为灰黑色。皮肤的主要色素是黑素，黑素是由黑素细胞形成的深褐色色素，黑素细胞分散在其他表皮细胞之间。色素脱失斑的颜色与黑素减少程度有关，黑素部分存在时呈淡白色，完全丧失时呈乳白色。黑素是决定皮肤颜色的主要因素，此外血液中氧化及还原血红蛋白的含量、胡萝卜素以及皮肤病的厚薄均与皮肤颜色有关，常见的色素障碍性皮肤病有黄褐斑和白癜风。

黄褐斑的产生

黄褐斑也称之为肝斑和蝴蝶斑，是面部黑变病的一种症状，是发生在颜面的色素沉着斑，目前病因尚未完全明了，可以由各种原因引起，一般认为与内分泌改变（如妊娠）、某些药物（如口服避孕药）、慢性疾病及外界刺激有关。

黄褐斑的产生

目前普遍认为黄褐斑主要是由于女性内分泌失调，精神压力大，各种疾病（肝肾功能不全，妇科病、糖尿病）等以及体内缺少维生素及外用化学药物刺激引起。日常生活中，我们也习惯将黄褐斑称之为"肝斑""妊娠斑"，其皮损主要表现为淡褐色或黄褐色斑，边界较清，表面平滑，无鳞屑，无炎症，形状不规则，对称分布于眼眶附近、额部、眉弓、鼻部、两颊、唇及口周等

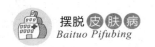
处，无自觉症状及全身不适，鼻部及其两侧皮损，有时互相融合，形成蝴蝶样，故也有人称之为"蝴蝶斑"。

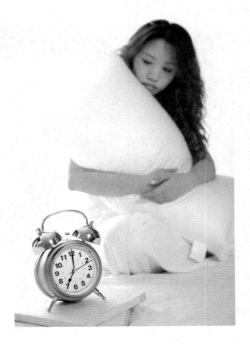

精神状态不良很容易造成黄褐斑的发生，而生斑以后的不良情绪也会反过来加重病情，形成某种程度上的恶性循环，所以对于那些心境不良的黄褐斑患者来讲，发生失眠就不足为怪了，据实际观察，约有近2/3的黄褐斑病人存在睡眠障碍，其求美之心愈切者失眠现象就愈加严重。与此同时口服避孕药的妇女中大约有18%~20%的人脸上长有黄褐斑，而妊娠妇女则常于怀孕第2~5个月开始出现黄褐斑。这是因为服用避孕药或妊娠后体内孕激素水平会上升，雌激素刺激黑素细胞分泌黑素体，而孕激素则促使了黑素体的转移和扩散，但一旦停止服用避孕药或分娩以后，体内雌激素与孕激素的含量就会降至正常，黄褐斑就会逐渐减少直至消失。

黄褐斑应当小心对待

黄褐斑是困扰很多女性的面子问题，其实只要小心对待黄褐斑就会远离此类疾病的困扰。

选用药物要小心。 在选择外涂药物时，严禁使用含有激素、铅、汞等有害物质的祛斑产品。虽然激素具有非特异性抗炎作用，但只能在早期抑制黑色素细胞分泌，一旦停止使用后色斑颜色会再次复发，甚至加重，长期使用，还会对激素产生依赖性，形成激素依赖性皮炎，而含铅汞含量超标的化妆品对黄褐斑的不良反应太多，轻则造成黄褐斑的反弹，重则造成毁容。

调节情绪，保持充足的睡眠。 神经系统、内分泌系统、消化排泄系统是人体的主要三大系统，维系着人体各项功能的正常运作，他们相互依存相互联系，一旦失调，就会彼此受到影响。黄褐斑与人体内分泌系统有直接的关系，所以养成良好的生活习惯，如戒掉烟、酒，不熬夜等，始终保持豁达乐观、心情舒畅，保证充足的睡眠，不仅能取得好的疗效，而且还在一定程度上能减少黄褐斑的产生。

加强防晒。所有的色斑都害怕强光的照射，黄褐斑尤其如此，所以黄褐斑患者一定要做好防晒工作，外出时记得带上遮阳工具，涂抹防晒霜，防止因日晒使得皮肤色素加深。

健康小贴士 >>>

> 面部出现黄褐斑后常常不痛不痒，但这并不意味着它仅仅是皮肤黑色素的沉着，常常它还预示着身体内部的功能出现了问题，是内部疾病反射在面部的一种信息。因此，治疗黄褐斑需要外治内养，同步全面调理内分泌，纠正紊乱的内分泌功能，方能起到标本兼治、不复发的功效。

白癜风应当以预防为主

白癜风是全球范围内涉及所有种族的一种常见病，它是由皮肤色素缺失所引起的，常常与免疫系统异常有关。据调查人群中约有1%~2%的人患有白癜风，肤色越深，发病率越高。男女发病情况相当，好发于青少年，约一半以上的病人在20岁以前发病。近年来，白癜风的发病率有上升趋势，发病年龄也在提前。

白癜风对于正处在生长发育阶段的青春期孩子来说，给他们心理上的影响更大，所以要做好预防工作。

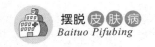
增强体质，提高免疫力 ◀◀◀

拥有一个强健的体魄往往比任何灵丹妙药都有用，身体强壮了，免疫力增强了，很多疾病就不会找上门了。

养成合理的饮食习惯 ◀◀◀

青少年正处于身体发育时期，营养至关重要，平时养成不挑食、不厌食、按时用餐、不吃零食、调整好膳食比例、多食用坚果和豆制品等饮食习惯非常关键，往往在一定程度上能够有效降低白癜风的发生。

平复自身情绪 ◀◀◀

青春期的孩子因为学业压力大，加上生理、心理方面的变化可能会长期处于压抑、焦虑的负面情绪下，这样很容易诱发白癜风。此时，青少年应主动向长辈或者朋友寻求帮助，学会给自己减压，保持健康、积极、乐观的心态。

避免外界对身体的损害 ◀◀◀

现代社会的高速发展使得生态环境遭到了很大的破坏，人们应当注意避免有害物质的侵入，譬如食用蔬菜、水果前要反复冲洗，以减少残留农药等有害物质。皮肤出现外伤时应当注意，可能会因为局部创伤处的神经纤维受损，使体内的神经内分泌系统功能紊乱，降低黑素的合成代谢，使得皮损处变白，所以遇到此类状况时，应当采取正确的措施，清洗伤口，涂抹膏药。

健康小贴士 >>>

据临床资料统计，白癜风的发病年龄在10～30岁之间居多，25%发生于8岁以前，约50%发生在青春期。青少年们正处在身心发育阶段，神经内分泌系统相对而言还不稳定，很容易受外界因素的影响患上白癜风，所以做好预防工作尤为重要。

皮脂、汗腺皮肤病

皮脂腺、汗腺遍布于全身的每一个部位，此类皮肤病的发生大多在皮脂分泌旺盛和汗液排泄较多处，常常与自身内分泌紊乱有很大关联。

痤疮

痤疮是美容皮肤科最常见的病种之一，通常我们又称之为青春痘、面皰或粉刺、毛囊炎，它是一种发生在毛囊皮脂腺的慢性皮肤病，致病因素多种多样，其中最主要的因素被认为是毛孔堵塞。青少年因为处于青春发育期，肾上腺皮脂和性腺活动的增加，使雄性激素分泌增多，从而导致皮脂分泌增多，但皮肤的皮脂导管堵塞，栓塞物逐渐被氧化和污染，这样就很容易长"青春痘"。

痤疮的发病因素

据调查，除儿童外有80%～90%的人群曾患有痤疮，它不仅影响着人们的面部美观，对患者的皮肤也有一定的损害。中医认为痤疮的产生与自身脏腑功能失调息息相关；西医认为内分泌功能失调，人体内雄性激素分泌增多或相对增高，都会刺激皮脂腺肥大增生，使得分泌油脂量增多，最终因毛孔堵塞引起痤疮的发生。日常生活中以下因素都会大大影响痤疮的发生概率。

神经精神因素。年轻人总是充满青春活力，情绪一直处于亢奋状态，加上工作上常要加班的缘故，很多人饮用咖啡来提神，这就使得整个人的精神一直处于紧绷状态，很容易导致皮脂腺分泌旺盛，从而诱发痤疮。

环境因素。空气中常年存在的灰尘以及随着现代社会的发展，土壤、水、食物都在一定程度上受到了污染，皮肤的保护作用使其自身常常处于一种紧张的防

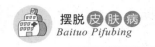

御状态，面部肌肤新陈代谢减慢，造成皮肤的抵抗力下降，从而诱发痤疮。

油性皮肤。油性皮肤的主要特点就是有超出常量的丰富的皮脂腺存在，这种情况如果不正确对待就会引发严重的皮肤问题。这类皮肤也可能属敏感型，当用劣质的化妆品洗去表面的油分，皮脂腺就会产生更多的油脂来补充，使得面部皮肤易成为痤疮杆菌、毛囊虫、螨虫等的营养环境，发生感染。

化妆品因素。化妆品虽然在一定程度上装扮了人们的美丽，但其自身所含有的各种化学成分却刺激了皮脂腺，加速毛囊角化和毛孔的堵塞，使得发生痤疮的概率大大增加。

药物因素。有不少少女服用避孕药来治疗痤疮，事实上短效口服的避孕药是由人工合成的雌激素和孕激素配制而成，这种微量雌、孕激素能在一定意义上"消化"青春期分泌过多的雄激素，服用后可抑制体内雄激素的分泌，对消除青春痘有一定的抑制作用。但青春少女本身处于一种激素调节的敏感阶段，在这个阶段服用激素含量较多的药物，会人为破坏体内的激素水平，可能造成自身内分泌失控。如果长期服用避孕药治痘，有可能导致月经不调，甚至可能导致不孕不育，况且这种对青春痘的抑制作用是暂时的、局限的，只要一停药，青春痘又会复发。除此以外，服用的药物中含有雄激素或者类激素也会诱发痤疮。

饮食因素。饮食上不加节制，喜爱辛辣、油腻、海鲜等类食品及抽烟、酗酒均可刺激皮脂腺肥大、增生，从而使得面部皮肤分泌大量皮脂，诱发痤疮。

个体因素。长时间休息不佳，工作劳累，会使得身体内部新陈代谢紊乱、月经不调，造成皮脂代谢异常，同时不当的皮肤护理和皮肤病治疗以及不注意皮肤生理卫生，不及时清洗面部污垢，都会给痤疮的产生提供可能性。

痤疮的不同类型

毛孔堵塞以后，毛囊里面的油脂排不出来，在面部越积越多，最终就形成了一个个小痘痘，于是青春痘就这样产生了。同样是痤疮，不同的类型也有不同的外在症状。

粉刺。患此种痤疮的人面部有许多肤色的半球样丘疹，用手挤压后，会挤出条状或米粒大小的黄白色物质，叫做白头粉刺。有些表现为毛孔开口扩大，内有黑色的角栓叫做黑头粉刺 。

　　丘疹／脓疱性痤疮。最常见的皮肤损害以发炎的小丘疹为主，高出皮肤，皮疹大小有如米粒到豌豆般大，常比较密集，有的也较坚硬，颜色是淡红色或深红色，有的顶部呈白色脓疱， 用手触碰会有痛感，此种痤疮治愈后可能会遗留下红色的印迹和凹陷性瘢痕。

　　结节性痤疮。如果发炎部位较深时，脓疱性痤疮可发展成壁厚的结节。此种结节大小不等，颜色呈深红或者浅红，有些结节会显著隆起，多呈半球形或圆锥形，可以长期存在或逐渐吸收。

　　囊肿性痤疮。形成大小不等的皮脂腺囊肿，常常继发引起化脓菌感染，破溃后会流出血性胶流状脓液，炎症不重，日久以后会逐渐形成窦道或瘢痕。

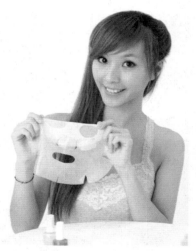

　　恶病性痤疮。此种类型的痤疮常见于体质虚弱者，其皮肤损害为小米粒至蚕豆大小的青红色或紫红色丘疹、脓疱或者结节，质地比较松软，含有脓液或是血液，长久不愈，愈后遗留小瘢痕。

健康小贴士 >>>

　　对于痤疮患者来说，注意面部卫生，不用手挤压损害处是非常重要的。患者可常用温水、硫磺皂洗脸，少食用脂肪和糖类，尽量避免饮酒及其他刺激性食物，比如咖啡、碘化物及溴化物。病情严重者可以内服一些抗生素，如红霉素片、灭滴灵片或者维生素 C、维生素B_6 片及维生素 E 胶丸。

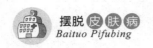
⊕ 不同时期酒渣鼻症状不同

　　酒渣鼻多见于中年人，女性患者多于男性患者，但男性患者病情较严重。皮损好发于面部中央，呈对称分布，常见于鼻部、两颊、眉间、颊部，主要症状表现为鼻子潮红，表面油腻发亮，持续存在伴有瘙痒、灼热和疼痛感。一般的医学书籍认为酒渣鼻的发病原因主要是螨虫感染及其代谢产物和排泄物引起炎症，所以酒渣鼻又称为螨虫性皮炎，不同时期的酒渣鼻往往其外在表现也不同。

红斑期 ◀◀◀

　　早期酒渣鼻我们称之为酒渣鼻红斑期，为暂时性红斑，也就是刚刚发病的时候，以皮肤发红为主要特点。患者脸的中部，特别是鼻子、两颊、眉间出现红斑，两侧对称，若在此期间吃了辛辣刺激性食物或喝热饮料、外界环境温度升高、情绪激动时，都会使面部发红充血，自觉发烫，日久以后红斑将会持续不退，鼻尖、鼻翼以及面颊等处都可看到呈树枝状的毛细血管。

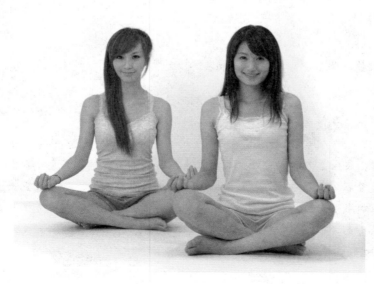

丘疹期

在红斑基础上鼻子、面颊部、颏部可出现一些脓疱甚至结节，毛囊口更加扩大，脓疱也是此起彼伏，数年不愈；少数病人还可并发结膜炎、睑缘炎等；中年女性患者皮疹常在经前加重。此类症状说明酒渣鼻已经进入中期，即丘疹期。

鼻赘期

极少数患者会发展到酒渣鼻的晚期，即鼻赘期。此时期鼻部可出现多个结节，互相融合，表面凹凸不平，鼻部肥大，毛孔明显扩大，毛细血管显著扩张，纵横交错，形成鼻赘。最大的鼻赘宛如小孩拳头大小，不但严重影响患者的容貌，而且患者平卧时，会盖住鼻孔，影响睡眠时的呼吸，十分痛苦。对于鼻赘期的酒渣鼻目前还没有药物能治好，只能采取激光手术。

健康小贴士 >>>

> 酒渣鼻从红斑期发展至鼻赘期差不多需要数十年的时间，所以在治疗酒渣鼻时，只要在早期进行很好的治疗，就可以摆脱疾病的困扰。

臭汗症要注意清洁

臭汗症在温暖潮湿的南方尤为多发，青少年尤其是青年女孩颇为常见。臭汗症会从自身散发出臭味，令周围人感到不舒服，并会避而远之，这常常会给患者造成严重的心理负担，严重影响患者正常的社会交往。甚至有些青少年患者害怕再去学校上课，产生厌世情绪，对患者自己和家庭产生影响。臭汗症分为全身性臭汗症与局部性臭汗症两种，后者以腋臭和足臭最为常见。

全身性臭汗症

全身性臭汗症往往是和种族有关的生理现象，譬如外国人的臭汗症患者较

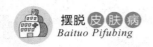

多而且汗味很重，同时它也常见于卫生习惯不良者。服食某些食物如咖喱、葱、蒜、芥末或某些药物如麝香等，都会使人产生臭汗。全身性臭汗症是一种生理性变化，当人体在精神或神经系统受到损害时就会产生，只有少数患者是病理性的。

局限性臭汗症

局限性臭汗症主要发生在腋下、足、会阴，表现为多汗且有臭味，以腋臭最常见。臭汗气味轻重不同，大多与多汗有关，有人统计100例臭汗症中有86例伴有多汗症。局限性臭汗症常常在夏季加重，以青春发育期臭味最浓，但会随年龄增长而减轻。

人们的皮肤里有大大小小的汗腺，小汗腺遍布全身，大汗腺集中在腋窝、阴部、乳头和肚脐等处。正常的人所散发出的汗液气味清淡，无明显异味，但是有一部分人大汗腺异常发达，致使汗液增多，汗液中的脂肪酸类物质在皮肤表面细菌的分解作用下，形成具有特殊气味的短链脂肪酸和氨，这就是通常所说的狐臭。青春期正值发育旺盛时期，内分泌功能不断完善，大汗腺受激素影响日益发达，因此，狐臭在青少年尤其是青年女性中颇为常见。若得了臭汗症，患者不必灰心丧气，应当注意个人清洁，积极治疗，争取早日摆脱臭汗的困扰。

健康小贴士>>>

对于臭汗症中最为常见的狐臭，很多人喜欢使用西施兰夏露，但有人用药过敏，腋窝会出现丘状皮疹，严重者破损呈湿疹。对于轻度的狐臭患者，平时要勤洗澡、勤换内衣，注意个人卫生，少吃葱、蒜、韭菜之类的辛辣刺激性食物。臭汗症会随着年龄增长症状减轻或痊愈。人一旦度过青春期进入中老年后，大汗腺会逐渐萎缩，分泌日渐减少，狐臭也会自然而然地逐渐减轻乃至痊愈。

第四章

皮肤病的家庭治疗方法

我国传统医学博大精深，在皮肤病的治疗方面为我们留下了按摩、拔罐、刮痧、敷贴等多种有效的治疗及辅助治疗手段。这些手段安全系数高，适合家庭治疗皮肤病时对症使用。

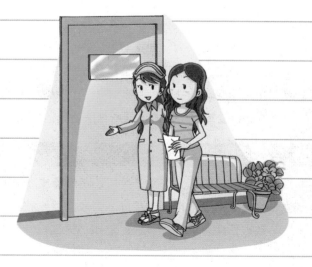

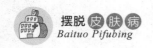

摆脱皮肤病
Baituo Pifubing

🔰 皮肤病的治疗方法有哪些

皮肤病作为一种常见病、多发病，其治疗方法也是多种多样，临床上一般把皮肤病的治疗分为以下几种。

一般疗法

首先应树立信心，稳定情绪，消除诱发本病发作的因素。瘙痒症状患者，勿用手搔抓皮肤，尽量避免抓搓和用热水，打肥皂烫洗。皮肤有渗出、脱屑、结痂的患者，应及时更换被褥、床单、衣物。过敏体质患者，应避免接触易致敏物质，所住病房内不要放置花草，光感性皮炎和系统性红斑狼疮患者的床位应该远离窗口，避免日光直射。皮肤病患者换药时应注意保持创面清洁，防止引发感染。在一般疗法中，饮食也是十分重要的，少食"发物"，多吃新鲜的水果和蔬菜。养成好的饮食习惯往往可以使皮肤病尽快被治愈。

外用药疗法

外用药物是治疗皮肤病的一种主要方式，最常见的外用药是皮炎平、肤轻松等激素类软膏，对多种皮肤病，如接触性皮炎、湿疹、痒疹、神经性皮炎及脂溢性皮炎等都有很好的疗效。还有一些外用药物，诸如一些溶剂、洗剂、霜剂、粉剂都可以用作治疗皮肤病的外用药，但在使用时应当注意用药时间和药物剂量，防止因用药过度或者用药不合理所带来的其他皮肤病问题。

内服药物疗法

俗话说，"打虎亲兄弟，上阵父子兵"。在治疗皮肤病时，外用药物和内服药物合二为一往往在治疗效果上会更好。内服抗组织胺药物，可以使组织胺不能完全发挥其致敏作用，达到抗过敏、止痒、镇定的作用；内服抗生素药物可以治疗细胞感染、霉菌感染、病毒感染；而服用维生素片则对鱼鳞病、皮肤干燥，改善毛细血管的通透性很有帮助。

中医疗法

　　中医有着悠久的历史，在皮肤病的治疗领域上，越来越多的皮肤病患者开始从西医治疗转变为中医疗法治疗皮肤病。最为常见的中医疗法就是熏蒸法，此种方法主要是使药液蒸发直接作用于病患处，待药液温度下降后，直接浴洗病患处。它具有舒经活血，调理人体内环境的作用，在皮肤病的治疗上有很好的效果。此外，中医疗法中还会因各个患者的不同病情配用一些中药内服。

健康小贴士 >>>

　　治疗皮肤病的方法多种多样，患者可根据自身病情，选择适合自己的治疗方法，若对病情不是十分清楚，可向医生询问，切不可自行治疗，贻误病情。

久治难愈的皮肤病可以尝试拔罐法

　　某些顽固性皮肤病，往往会久治不愈，或者治愈后又反复发作。遇到这种情况，很多患者就想运用中医的拔罐法治疗这类皮肤病。事实证明，正确地使用拔罐法对于治疗皮肤病是非常有利的。

巧用拔罐法

　　拔罐法是祖国医学中一种治疗外科疾病的方法。它是以罐为工具，利用燃烧、抽吸、挤压等方法排除罐内空气，造成负压，使罐吸附于体表特定部位如病患处或穴位，产生广泛的刺激，形成局部充血或瘀血现象，从而达到防病治病、强壮身体的目的。与针灸一样，拔罐法也是一种物理疗法，火罐的负压能够使局部的毛细血管扩张，血液循环加快，局部呈充血状态，从而达到热敷的

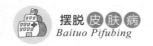
作用。同时血管壁渗透性增强，还会促进局部新陈代谢，改善营养状况，提高局部的耐受力和机体的抵抗力。

临床上拔罐法常被用于治疗湿疹、荨麻疹、带状疱疹等皮肤疾病所带来的反复瘙痒，尤其是秋冬季节的老年人的皮肤瘙痒。此类疾病的病因很多，如肺燥、脾虚，或因湿毒在体内排不出来，也可能是不良的情绪和精神压力所引起的。用拔罐法治疗此类皮肤病，应先令患者仰卧平躺，充分暴露出肚脐，取酒精棉球点火，将罐内的氧气燃尽后迅速将火罐扣在肚脐眼上，留罐5分钟（皮肤潮红充血即可），起罐后随即将麝香风湿膏外贴于肚脐眼处，防止拔罐后外受风寒导致肚痛、腹胀。拔罐治疗时可配合艾条一起使用，将点燃的艾条端对准瘙痒处（与皮肤的距离约一寸左右），以患者自觉局部温热，不致烫伤皮肤为度，持续约10～20分钟。每周拔罐两次，瘙痒处每日灸一次。一般一次就会有明显的效果，患者也可以连续用多次，除了有轻微的疼痛之外，几乎没有任何不良反应。

虽然拔罐法在治疗某些皮肤病上有很好的疗效，但并不是每种皮肤病，每个患者都可用这种疗法，有些患者甚至还会对拔火罐产生过敏反应。所以患者如果选择拔火罐，应注意皮肤破损处不宜拔，拔火罐的温度也不能太高，以免灼伤或烫伤皮肤。若不小心烫伤或者出现水疱，要小心处理，用消毒针将泡内液体放出，涂抹龙胆紫药水。银屑病患者的皮肤很怕受到外伤，任何的皮肤外伤都会使银屑病加重，所以银屑病患者最好不要使用拔火罐这种治疗皮肤病的方式。

拔火罐的注意事项不容小视

采用拔火罐治疗皮肤病，应根据病情确定患者的体位及拔罐部位。拔罐时应先用75%的酒精给皮肤消毒，取罐时宜轻柔，不可强力拔取，可以用左手拿住罐体稍倾斜，右手指按压对侧皮肤，这样可以形成一个微小的空隙，让空气徐徐进入。取下罐子后，还需再用75%的酒精给皮肤消毒一次。拔罐法虽然针对某些皮肤病很有疗效，但采用此种方式时仍需小心谨慎，不可大意。

选择合适的部位和罐。拔罐时应当选择合适的拔罐部位，骨骼凸凹不平和毛发较多的部位均不适用。拔罐时要根据所拔部位的面积大小，选择大小适宜的罐，操作时必须迅速，使罐紧紧敷贴于皮肤表面。

拔火罐要把握好时间。把握好时间可以使火罐疗法起到最好的治疗效果，一般拔罐时间不宜超过10分钟，长时间拔罐可能会拔出水疱，引起皮肤感染。

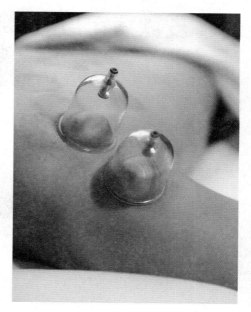

有些人不适合拔罐。皮肤有过敏、溃疡、水肿以及孕妇的腹部、腰骶部位，都不宜拔罐。身体虚弱者拔罐会导致阳气不足，破坏自身的阴阳平衡。肺结核、肺脓肿、支气管扩张等疾病的患者也不适合用拔火罐治疗皮肤病，火罐法会使胸腔内压力发生急剧变化，导致肺表面肺大泡破裂，发生自发性气胸。

拔火罐后不宜洗澡。拔罐后，皮肤非常脆弱，此时若是洗澡会很容易导致皮肤破损、发炎，冷水洗澡的话，患者很容易受凉。所以拔火罐后不能马上洗澡，可等到两天以后再洗浴。

各季节拔火罐要注意。春季拔火罐时应注意保暖，防止春寒侵入体内；夏季气温较高，雨水较多，拔罐前最好洗个澡，擦干身体，防止汗液影响火罐的吸附；秋冬季节皮肤干燥，空气湿度小，拔罐时要润滑罐口，保护皮肤不受伤。

健康小贴士 >>>

　　使用拔火罐治疗皮肤病的患者切不可自行寻找"土医生"，因为这些"江湖郎中"在拔火罐的时候往往会因为手法、穴位、时间掌握得不好而导致病人被烧伤，或者皮肤在拔罐后发生感染，所以建议患者还是去正规医院，接受专业中医医师的治疗。

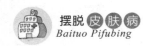
皮肤病可以尝试刮痧法

一部由梁家辉、蒋雯丽饰演的电影《刮痧》，讲述了爷爷因为给生病的孙子用中国古老的刮痧疗法治疗，却因为背部留下的痧痕而被告虐待儿童的故事。因为中西方文化的冲突，外国人很难理解看似带有"虐待倾向"的刮痧法，但即便如此，在皮肤病的治疗中，越来越多的老外也在试用刮痧疗法，并为它所带来的神奇功效而惊叹不已。

皮肤病也可适度刮痧

中医认为部分疾病是由于气血瘀滞所造成的，而刮痧则会将体内代谢的"垃圾"刮拭到体表，沉积到皮下的毛孔，使体内的血流流通，恢复天然的代谢活力，同时它还能起到舒经活血、调理阴阳的作用。

刮痧后皮肤表面会出现红、紫、黑斑或黑疱的现象，称为"出痧"，实际上它是渗出于血管之外含有代谢产物的血液。体内的风湿之气和血液里的代谢产物引起血液循环障碍就会出痧。这种出痧是一种正常反映，其颜色的深浅通

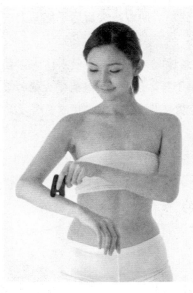

常是病症轻重的反映。较重的病，"痧"出的多，颜色也深；较轻的病，"痧"出的少，颜色也较浅。出痧后一般3~5天痧痕会逐渐消退，最迟也不会超过1周，愈合后不会留下疤痕。

适度的刮痧可以治疗很多皮肤疾病，譬如顽固性白癜风。顽固性白癜风一般患病时间较长，白斑皮肤增厚，外涂药物很难渗透进去，而用刮痧疗法治疗，可改善白斑局部的血液循环，使白斑部位变薄变柔软，黑色素也可获得再生。外伤性白癜风要慎用或者不用刮痧疗法，如果那样做的话会引起同行反应（患白癜

风后，患者周身任何部位的正常皮肤受到外伤，如刀划伤、蚊虫叮咬，感染及烧伤等，伤口愈合后皮肤变白形成新的皮损，就称为同行反应）。

　　与此同时，皮肤病患者身上往往有皮损、水疱等外伤，对于这类患者而言，刮痧往往会因为力道把握不好或刮拭范围不加注意，加重他们的皮肤病病情。在选择使用刮痧法治疗皮肤病之前，应当对疗法有清醒的认识，不可盲目刮痧，不同种类的皮肤病有不同的刮痧方法。皮损处干燥，无炎症、渗液、溃烂者（如神经性皮炎、白癜风、银屑病等病症），可直接在皮损处刮拭，但若皮损处有化脓性炎症、渗液溃烂的，则不可在皮损处或炎症局部直接刮拭，可在皮损处周围刮拭。皮肤的局部充血、红肿都是因为代谢产物积聚的表现，刮痧可使局部的血液循环得到改善，新陈代谢加速，使得瘀积在体内的细菌、毒素等更快地排泄出去。但刮痧消炎和外用消炎药是不一样的，它主要是一种自我调节的内部消炎法。

刮痧法有讲究

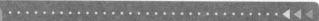

　　人体最大的器官是皮肤，皮肤保护着人体不受细菌的侵犯。皮肤有代谢的功能，刮痧可以使毛孔扩张，将体内的废物通过皮肤代谢出去。虽然刮痧法看起来很简单，但这其中仍有很多禁忌和应当注意的事项。

　　刮痧必须用刮痧油。刮痧的过程中最好使用刮痧油，好的刮痧油不仅能起到润滑作用还能保护皮肤。很多人都以为红花油可以活血化瘀，是一种比较好的刮痧油，但事实上红花油里很多辅药对皮肤都有刺激，比如辣椒素。辣椒素对治疗跌打损伤有益，但用作刮痧就会增加对皮肤的刺激，使皮肤变得粗糙、过敏、起疹子、出现黑斑。应急情况下可以用香油代替，但若长期使用其治疗效果远远不如刮痧油。

　　刮痧的器具要注意。刮痧所采用的器具可选用那些质地较硬，光滑圆润的物品，譬如汤勺。患者如果购买市面上的刮痧器具，则应挑选那些具有清热解毒作用，不会伤害到皮肤的器具，也可根据刮痧部位的不同，挑选不同的形状。

　　刮痧时应避风和注意保暖。刮痧时，若室内温度较低，应尽量减少暴露部位，夏季高温时则不可在电扇旁或有风处刮痧，因刮痧时皮肤汗孔开泄，冷风

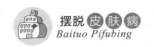

会进入毛孔，不但影响刮痧的疗效，还会因此感染风寒引发新的疾病。

注意时间和部位。刮痧治疗皮肤病时间不可过长，还应注意皮肤各部位的敏感程度不一，力道会有变化。一般前一次刮痧部位的痧斑未退之前，不宜在原处进行再次刮拭出痧。再次刮痧时间需间隔3~6天，以皮肤上痧痕退却为标准。

刮痧后饮热水一杯。刮痧治疗会使汗孔开泄，邪气外排，消耗部分体内液体。刮痧后饮热水一杯，不但可以补充消耗的水分，还能促进新陈代谢，加速代谢产物的排出。

刮痧后四小时内不能洗澡。治疗刮痧后，为避免风寒侵袭，须等到皮肤毛孔闭合恢复原状后，即一般情况下四小时以后才能洗浴。洗浴过程中，可以刮痧，因洗浴时毛孔微微开泄，此时刮痧用时少，效果显著，但应注意保暖。

健康小贴士 >>>

　　刮痧法虽然可以用来作为治疗皮肤病的一种方法，但有些情况下患者却不适合刮痧法，比如饥饿状态时、运动后、大出血后，人体体质比较虚弱，不宜刮痧。除此以外，孕妇的腹部、乳头应禁刮，皮肤高度过敏者或患有严重皮肤溃烂破损的患者也应禁刮。

用敷贴法治疗皮肤病

　　敷贴法是中医治疗皮肤病的一种主要疗法，在过去，人们往往只是将药物研为细末，并与各种不同的液体调制成糊状制剂，敷贴于一定的穴位或患部，以治疗疾病的方法。但随着科学水平和医疗设施的发展，核素敷贴也渐渐走入治疗皮肤病的领域，也收到了很好的治疗效果，药物敷贴和核素敷贴成为敷贴法治疗皮肤病的主要方式之一。

药物敷贴治疗皮肤病 ◀◀◀

敷贴一般可分为散剂、膏剂、饼剂、丸剂和糊剂等类型。虽然类型不同但所敷药物都是通过外表皮渗入经脉，进而达到内脏，起到协调人体，扶正祛邪，从而调整脏腑功能达到防病治病的目的。

相对于西医西药，敷贴法有两大好处：第一，药物敷贴常常作用于患处或是穴位，药气能够迅速经经脉到达体内病灶，从而达到调节脏腑等功效。现代药理学研究也表明，穴位皮肤角质层较薄，较周围皮肤阻抗力较低，因此，敷贴于穴位，能迅速在相应组织器官产生较强的药理效应，起到单相或双相调节作用。第二，药物能

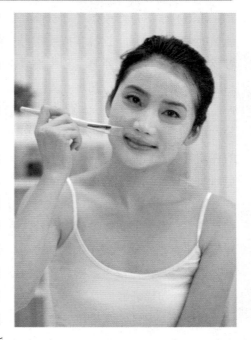

够不经胃肠，直达病灶。患者口服药物都是需要通过胃液分解，小肠吸收，再经过血液送达全身各个部位（不论是有病需要药物的部位，还是无病不需要药物的部位都会送达），最后由肝脏解毒，肾脏排出。患者为了达到治疗效果，不得不大量口服药物，因为一个部位而"牵连"其他部位受到损害。药物敷贴不仅用药量小，对身体其他部位几乎无不良反应，而且还可刺激皮肤的神经末梢感受器，形成新的反射，从而破坏原有的病理反射联系。

药物贴敷后，肉皮局部可能会出现水疱、浮肿、瘙痒等症状，此类症状一般不会传染。皮肤娇嫩的患者若有灼热刺痛、瘙痒发烧症状，应缩短贴敷疗治的时间，适时取下药物。皮肤外表皮浮现的小水疱尽量不要戳破，可当即用矾冰液纱布湿敷，让其自然吸收，若小水疱已破，可涂抹"烫伤膏"、"京万红"等。

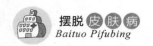

同位素敷贴法治疗皮肤病

随着科学医疗水平的不断提高，人们发现放射性核素32P能发出具有一定能量的短程β射线，这种β射线作用于病变皮肤细胞，产生能量传递作用、神经反射作用和经络作用等多种生物效应。对β射线较敏感的病变组织，经照射后局部微血管会萎缩、闭塞；炎症部位经照射后，局部病变部位血管的通透性产生变化，白细胞增多，吞噬作用加强，最终达到治疗疾病的作用。

目前医院普遍使用32P敷贴器来用于同位素敷贴治疗，即将32P均匀地吸附在滤纸等支持物上，并紧贴于皮肤病变处，β射线所产生的电离辐射效应就能对浅表皮肤病变起到内照射的治疗作用。使用前，先对病变部位做清洁处理（毛发部位应先去毛），然后将制备好的敷贴器按病损形状对齐紧贴并用医用胶布固定，敷贴时可以是分次计量法（分4~10次敷贴，每周1~2次）或者是大剂量法（第一疗程先给一次大剂量，如无效二周后再给一次。2~3个月后如未愈，进行第二个疗程）。敷贴一定时间达到预计的照射剂量后应当立即除去敷贴器，切不可随意增加或减少敷贴时间。

同位素敷贴的治疗效果显著，但它也有自身的局限性，此种治疗方法只对皮肤毛细血管瘤、瘢痕疙瘩、慢性局限性湿疹、鲜红斑疹、局限性神经性皮炎和牛皮癣等产生治疗效果，若其他皮肤病也采用这种治疗方法则会给患者造成很大伤害。

健康小贴士 >>>

运用敷贴法治疗皮肤病，敷贴时间不能太长，以2~4小时为宜，因各人体质不同，当患者敷贴后有灼烧感和痒感时，就应该取下，否则药将烧伤皮肤，会留下永久疤痕。贴敷当日要制止过度吹电扇和在过冷的空调房中逗留，因为毛孔遇冷会紧缩，影响药物接收，但温度也不可过高，不然汗液排泄增多，也会影响药物固定和疗效。另外患者敷贴后生活应当规律，如果不适当节制，敷贴不但起不了作用，还很可能会加重病情。

外治皮肤病可以熏洗

熏洗法是中医治疗皮肤病的一种最为常见的方法，属于中医"外治"法的范畴，是药物治疗和物理治疗合为一体的方法。熏洗法是选用一定的药物经过不同加热方法而产生温热药气，利用中草药的热力或蒸汽作用于皮肤。熏洗疗法一般先熏后洗，使药物的有效成分通过皮肤的细胞、汗腺、毛囊、黏膜吸收和渗透进入人体，结合经络的沟通作用、脏腑的调节作用以及局部的刺激作用达到治疗的目的。

四种熏洗方法

采用熏洗法治疗皮肤病是一种简单有效的家庭治疗方法，在熏洗前应准备好所需要的各项用品，如治疗盘、治疗碗（内盛煎好的中药滤液）、药液、熏洗盆（根据熏洗部位的不同，也可备坐浴椅、有孔木盖浴盆等），水温计、治疗巾、拖鞋、衣裤，必要时备屏风及换药用品。

四肢熏洗法。将煎好的药液倒入盆内，加热水至所需量，然后将橡皮垫垫于盆下，患肢架于盆上，用浴巾围盖患肢及盆，使蒸汽熏蒸患部，待到药液不烫时，可以将患部浸入药液中泡洗约10~20分钟。泡洗完毕后，应擦净患肢，药液可留至下次再用，一般每剂药液可泡2~3次。

眼部熏洗法。先将煎好的药液（50℃~60℃为宜）倒入治疗碗内，盖上多层纱布，中间露一个小孔，患眼对准小孔，接受熏蒸。待药液温度适宜时，用镊子夹取纱布蘸药液频频擦洗眼部，稍凉即换，每次15~30分钟。熏洗完毕后，用毛巾轻轻擦干眼部，然后闭目休息5~10分钟。患者可根据需要用无菌纱布盖住患眼，胶布固定或戴上眼罩。

坐浴法。将煎好之药液倒入坐浴盆内，加热水至所需量，盖上有孔木盖。患者暴露臀部坐木盖上，若有创面覆盖，则应揭去敷料，使患部对准盖孔进行熏蒸，待药液不烫时，拿掉木盖，坐入盆内泡洗20~30分钟。洗完后，擦干臀部，若需换药，则应上药后敷盖无菌敷料，更换干净的内裤。

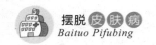
全身熏洗法。将浴室温度调节在20℃～22℃，把煎好的中药液趁热倒入盆内，加适量开水。患者坐入盆内活动支架或小木凳上，用布单或毯子从上面盖住，勿使热气外泄，露出头面部，借药物蒸汽进行熏疗。待药液不烫时，撤去活动支架或小木凳，患者将躯体及四肢浸泡于药液中。当药液温度下降时，应添加热水，使药液温度始终保持在38℃～45℃，每次熏洗应在20～30分钟，以出汗为度，熏洗时间不宜超过40分钟，以免患者疲劳。

熏洗法有诸多好处

中医理论里的熏洗法有着独特的治疗效果，大致可以分为以下几种：

药物的直接作用。熏洗法可以使药物直接将有效成分作用于患部，起到清热解毒、消肿止痛、祛风止痒、拔毒祛腐、杀菌杀虫等作用。表皮的癣、疥、疹及疮疡痛疽、跌打损伤、肛肠疾患、外阴疾患、眼科疾病均可使用熏洗法作为治疗方法。

经络的沟通作用。中医认为人体是一个有机整体，十二经脉，内属于脏腑，外络于肢节，遍布全身与体表皮肤、五官九窍、皮肉筋骨紧密相连。因此，在体表给药，会通过不同的药物性味，由经脉入脏腑，输送到全身，到达病处，起到防病治病的目的。

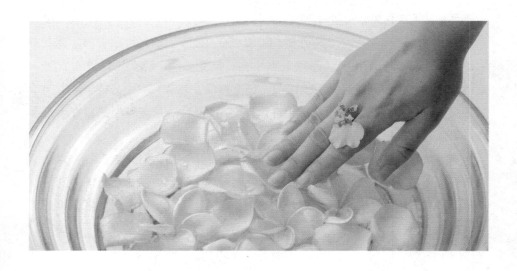

局部的刺激作用。熏洗时药液中所含有的药物，可以使局部的血管扩张，促进血液和淋巴液的循环，改善周围组织的营养，起到活血祛瘀、消炎止痛、润肤悦颜等作用。同时，熏洗还能刺激皮肤内神经末梢感受器，通过神经反射，达到增强机体免疫功能、调节器官和组织功能的作用，有利于防病和健身。

皮肤的吸收作用。皮肤上的毛孔、汗腺多，具有排泄和吸收的新陈代谢功能。熏洗疗法往往先熏后洗，使药物的有效成分通过皮肤的细胞、汗腺、毛囊、黏膜吸收和渗透进入人体，达到治疗作用。

健康小贴士 >>>

　　熏洗治疗皮肤病时为避免药液蒸气走散，要加盖被单，过程中应注意室内避风，冬季注意保暖，防止受凉。洗毕应及时擦干药液和汗液，暴露部位尽量加盖衣被。熏洗操作必须严格掌握温度，以防烫伤，熏蒸时一般以50℃～70℃为宜，尤其是眼部熏洗，组织、皮肤娇嫩易发生烫伤。饭前、饭后30分钟不得进行该项治疗，全身熏洗时，时间不宜超过40分钟，以免大汗导致体液丢失过多。熏洗一般一天1次（视病情可一天2次），每次20～30分钟，5～7天为一疗程。年老体弱、严重心血管疾病、孕妇、严重贫血、活动性肺结核等人群，禁用全身熏洗法。治疗中如发现患者有过敏或治疗无效时，应及时与医生联系，调整治疗方案。所有熏洗物品都应清洗消毒，每人1份，避免交叉感染。

患上皮肤病别忽略心理治疗

得了皮肤病，很多患者都会为此忧愁，尤其是女孩子更是不敢出去见人，变得自卑，脾气暴躁。从心理学的角度来说这是一种很正常的现象，科学研究

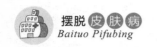

表明，在感染皮肤病后拥有一个健康的心理，乐观地面对这一切，生活会因此而变得不同，阴霾将会消失，同时皮肤病也会大有好转。

不同年龄段心理不同

从刚出生的婴儿到老年人，其成长的过程和社会经历的不同，对皮肤病所表现出来的心理变化也会不同。

婴儿患皮肤病后，因无法用语言来表述，其心理变化特征难以确定，而到小儿阶段，患儿可以通过语言来表述自己的思想，此时患儿往往会很容易因害怕而哭闹不止，甚至有些患儿会担心自己会不会"死掉"。家长此时应及时做好心理辅导工作，平稳患儿的情绪，使其很好地接受治疗。

处于青春期的男孩、女孩特别关注自身的变化，尤其是面部，往往会比其他年龄段的人更容易紧张、焦虑，有些人还会显得很自卑，会时不时地去触摸皮损。有些女孩甚至还会担心是不是身体出了什么毛病，并开始对饮食有所顾虑，造成精神不振，影响学业。

对于成年人来说，皮肤病同样会使他们产生紧张、担心、害怕或自卑。与此同时他们还会担心此种皮肤病会不会传染给家人或者遗传给下一代，寻求治疗疾病的愿望更强烈。有些人因害怕在公共场合受到不好的影响，往往病急乱投医，还有些患者会因此失眠，心情烦躁，产生很多不好的情绪。

老年人因为时光的磨炼，经历的事情很多，相对于年轻患者而言，焦躁的心理会少一些，产生自卑的心理也会少得多，但担心癌变和传染给他人的心理要强些。对经济收入和社会地位文化层次不高的老年人来说，可能会产生敏感、多疑等诸多心理问题。

心理治疗是良药

皮肤病与人的心理状况息息相关。紧张、焦虑等情绪可引起机体应激反应甚至发生内分泌功能失调，引起身体其他部位的病变，加重皮肤病的病情。心理治疗则是用语言、表情、动作、姿势、态度和行为向对方施加心理上的影响，解决心理上的矛盾，达到治疗疾病、恢复健康的目的。对于皮肤病患者而

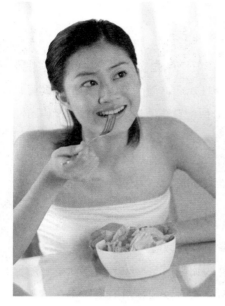

言，通常有以下心理治疗的方法。

建立良好的医患关系。患者在治疗皮肤病时，应与医生保持良好的医患关系，及时向医生反映自身情况，表达自己的内心感受。在配合医生治疗的同时，可以闲聊一些轻松愉快的话题，使整个气氛不会显得单调枯燥，心情也会随之大为好转。

保持乐观开朗的心境。在各种困难环境中，要学会应付各种复杂的处境，提高生理和心理素质，保持乐观、开朗、稳定的情绪，这样会给自身一个很好的正面影响，不会整天因为小小的皮肤疾病而唉声叹气。

合理地宣泄情感。皮肤病患者在遇到令人气愤、不顺心的事，或者疾病久治不愈时要善于支配自己的感情，可以找一个通情达理的人，尽情地倾诉自己的委屈，或者痛哭一场，释放心理压力，但情感的宣泄应当合情合理，不能有过激行为给他人造成伤害。

在集体中树立信心。患者之间应当相互交流，相互鼓励，消除疾病所带来的孤独感。医生应鼓励患者积极参加文体及社会活动，缩短与他人之间的距离，培养乐观主义思想，形成良好的心理素质，提高对疾病及其他困难的心理耐受性。

健康小贴士 >>>

除了接受心理治疗外，患者还可以培养有益于身心健康的业余爱好，参与健康的娱乐活动，这样不仅能使自身拥有一个良好的心情还可以转移因疾病所带来的苦恼，轻松治疗皮肤病。

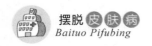

治疗脚气有四忌

脚气是足癣的俗名，它与人们常说的"脚气病"是完全不同的。医学上的"脚气病"是因维生素B缺乏引发的一种全身性疾病，而"脚气"则是由真菌感染所引起的一种常见皮肤病。足癣可以通过公用拖鞋、毛巾、修脚器等传染给他人。足癣患者如不及时治疗，不注意个人卫生，有时甚至可将疾病传染至其他部位，引起手癣和甲癣等；还会因为瘙痒而抓破，造成细菌感染引起严重的并发症。在脚气的治疗过程中，通常在配合药物治疗的同时还应注意"四忌"。

忌碱性、忌脚潮

保持足部清洁干燥是预防脚气发生的前提，所以经常洗脚的人就不容易感染上脚气。洗脚时要忌用碱性肥皂等刺激性的化学用品，因为使用此类刺激性物品往往会给脚部带来很大伤害，趾缝紧密的人可以尝试用卫生纸夹在脚趾中间，以吸水通气，保持清洁。脚气患者夏天应穿透气性好的鞋袜，尽量不要穿胶鞋、运动鞋，更不能光着脚穿不透气的鞋子。洗脚后应该把脚擦拭干净，容易出脚汗的人可在洗脚后扑上痱子粉，鞋袜要经常暴晒，保持干燥。

忌辛辣

治疗脚气的同时切不可食用辣椒、生葱、生蒜等容易引发出汗的食品，最好不要饮酒，要多吃高营养易消化的食物，多吃维生素高的蔬菜、水果。

忌共用洗涮用品

脚气是一种真菌性皮肤病，它的致病真菌往往生命力很强，患有真菌感染疾病的人切忌使用公共毛巾、鞋袜以及洗脸、洗脚盆等物品，以避免交叉感染，防止脚气重新复发。

忌乱用土法治疗

古语里有"病急乱投医"和"死马当活马医"一说，所说的就是人们往往因为病情不见好转而心急，转用一些民间所谓的"土方法"乱治脚气。有些土方法虽然一时起到了止痒的效果，但大多只是治标不治本。而有些土法由于刺激性较大，还会造成过敏反应。因此，出现了脚气症状，还应去正规医院接受治疗，切忌乱用一些土方法治疗。

健康小贴士 >>>

　　脚气患者应该严格遵从"四忌"原则，若在治疗过程中不能严于规范自身，将会使治疗效果大打折扣。治疗足癣病是一个任重道远的过程，应该保持平常心，一步一步慢慢来，切不可半途而废或者祈求"一夜痊愈"。

头癣治疗五字诀

　　头癣好发于儿童，传染性较强，很容易在托儿所、幼儿园、小学校及家庭中互相传染。医学上根据病原菌和临床表现的不同可分为黄癣、白癣和黑点癣三种。因为头癣是头皮和头发受到浅部真菌感染所引发的一种皮肤疾病，加上头部是十二经脉所在地，头皮神经和毛发也十分敏感，所以治疗头癣的方法有别于治疗手足癣和体癣，头癣治疗有其独特的"五字秘诀"。

脱

　　脱就是指脱发，主要是指用镊子在病损区沿头发生长的方向逆根拔出，每7~10日剪光头发1次，并连续剪发3~4次。这种方法普遍用于头癣的治疗，同时若有需要还应拔除病损区周围3毫米内所有正常的头发，拔出病损区头发可以有效防止病损扩散，同时断绝真菌生长所需的各种有利环境。对病损面积较

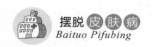

大的特殊患者而言，可先用X射线照射使头发松动而易于拔除，但此种方法必须具备一定的技术设备。

洗

洗就是指洗头。应在治疗过程中每天用温水洗头，以洗去带有真菌和污秽物的鳞屑和痂皮，避免皮损播散。清洗过程中一般采用热水、硫磺药皂，或5%~10%明矾水，每日洗头1次，连续坚持1个月，然后每周洗头2次。黄癣菌痂如果过厚时，可先用5%水杨酸软膏或油剂除去，然后再涂药。

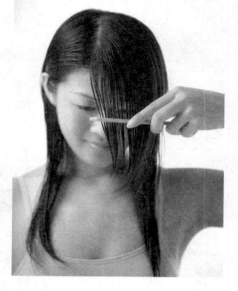

擦

擦就是指直接在头部涂抹外用药膏，每次洗头之后，涂抹5%硫磺软膏或者2%碘酒。临床上治疗头癣的外用药主要是雷托皮康，药膏不经胃肠破坏，直接作用于皮肤，并通过皮肤吸收进入血液。

服

服就是指服用一些内服药，目前主要是指内服一些灰黄霉素，配合外用膏药。患者应视病情轻重调整剂量大小，并注意自身药物禁忌证及不良反应，服药期间还要注意复查肝功能，了解此类药物对自身身体的不良反应。

消

消就是指在治疗头癣的过程中应该消灭一切感染源，切断传播途径。如发现头癣患者，应采取适当的隔离措施，例如患头癣的儿童应暂时不去幼儿园，待完全治好后再恢复集体生活。对头癣患者用过的日常用品，如帽子、衣物、头巾、床单等应采用日晒、开水煮烫等办法消毒。污染过的理发工具也要彻底消毒，患者拔下的带菌毛发、鳞屑及痂皮等应投入火中彻底烧毁。

健康小贴士 >>>

　　头癣的治疗应牢牢把握"五字秘诀"，同时患者也可以采取食疗的方式配合治疗，达到更好的治疗效果，但要注意减少脂肪高的食物的摄入，因为脂肪摄入多，会使皮脂腺分泌皮脂过多，从而使头皮屑形成更快，加重头皮屑的产生。要远离辛辣和刺激性食物，因为此类食物会使头皮刺痒加重，故应少吃或不吃辣椒、生葱、生蒜等。

手足癣要内外兼治

　　手足癣是一种非常常见的皮肤病，很多人染上手足癣后以为只是个小毛病，去药店买点药就行了，其实不然。手足癣虽然不会危及生命，但它会引发身体其他部位感染，譬如真菌侵犯指甲引起甲癣，或寄存在躯干引起体癣。而且症状如果严重的话还会出现继发细菌感染，甚至引起丹毒。有些患有手足癣的患者往往因为不能坚持治疗，看病情稍微有些好转就放松警惕停止用药，从而使得手足癣复发，所以治疗手足癣一定要坚持用药，临床上普遍采取"内外兼治法"来治疗手足癣。

内服药物治疗

　　中医理论认为，手足癣主要是由于体内湿热蕴结，后又因受外风侵袭、风湿郁于肌肤等因素所致。手足癣虽然是皮肤病，但它与人体脏腑、经络也有密

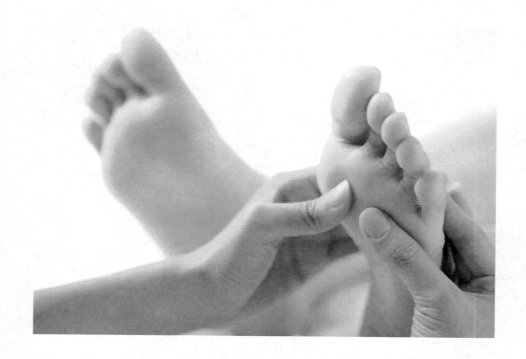

切联系，要想全面治愈手足癣，内治方法亦不容忽视。中药可取金银藤、苦参、白鲜皮各30克加上黄芩、地肤子、蛇床子各15克，黄柏、熟大黄、苍术各10克，用水煎服。每日1剂，分两次服用，可以达到养血祛风、清除湿邪热毒的治本作用。

外涂抗真菌类药物

在治疗手足癣内服药物的同时，配上一些抗真菌的外用药效果会更好一些。常用的抗真菌类药物有特平萘芬霜、达克宁霜、复方酮康唑软膏等。此类药物为高效抗真菌药，主要针对皮肤干燥、有皲裂状况者使用，它不仅能抑菌，而且还能杀菌；不但对手足癣有效，对由手足癣引起的甲癣也有治疗作用。除了癣药膏，市面上还有一些癣药水等药品，此类药品主要针对皮肤有脱屑现象者使用。但如果皮肤出现红肿、糜烂时则应停止使用药物，待红肿、糜烂痊愈后再选用治癣药物。

"内外兼治法"避免了原始治疗只除表面病菌不除内部病菌的缺陷。由体内体外两方面同时对病菌进行全面攻击，能让病菌没有复发的可能和机会，从根本上治疗手足癣，达到标本兼治的良好效果。

健康小贴士 >>>

　　手足癣的治疗并不是特别难，但是，手足癣的反反复复最令人头痛。坚持用药很重要，因为外在症状有好转时其实真菌并没有被全部杀死，它们潜伏下来，一旦条件允许又开始活动繁殖，这就导致了足癣的复发。在治疗手足癣的同时还应当注意个人卫生，在公共浴室等场合也一样，尽量使用一次性拖鞋。此外，不要光脚涉泥涉水，家中养小猫小狗的也要做好卫生工作。患者要多洗手，少吃辛辣海鲜、少饮酒，养成良好的生活和饮食习惯。

⊕ 多种疗法治疗银屑病

　　银屑病是皮肤科领域一种比较常见且治疗起来难度较大的疾病。患者往往因对疾病认识不清，应用了错误的治疗方法，使得疾病久治不愈，甚至还会加重病情。因此选择适合的治疗方法对银屑病患者来说尤为重要。

中医药浴治疗

　　药浴是传统中医外治疗法的精髓，其方法是将药液盛于器皿内，然后浸泡身体的病患部位或者全身，药浴时药物经皮肤表面吸收，从而进入身体内部的血液循环，通达脏腑。此种方法不经过肠胃破坏，直接作用于病患处皮肤，所以见效快，舒适，没有不良反应，不会增加身体其他器官的负担，具有调和气血、祛风除湿、清热解毒等诸多功效。

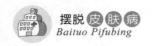

外用药物治疗

外用药物治疗银屑病主要使用皮质类固醇激素软膏，这类软膏主要功效是消除症状，避免银屑病进一步恶化，但无法从根本上治疗疾病。使用时需小心谨慎，若长期使用激素类药物则会产生不良反应，所以对于此类药物只能短期、间断使用，为减少不良反应可以尝试纯生物制剂的药物。

维生素治疗

维生素治疗银屑病主要考虑补充维生素E和维生素C。维生素E是人体中必不可少的一种物质，但银屑病血清中维生素E的含量却比正常人明显降低，因此补充维生素E能够恢复人体因缺乏它而产生的某些功能异常，并进而对银屑病的治疗发挥作用。同时银屑病患者往往还存在着氨基酸的代谢紊乱，而维生素C能参与到氨基酸的代谢过程中，所以适当地补充维生素C有助于银屑病的治疗。

食物疗法

银屑病患者在用药物治疗疾病的同时，若配上食物疗法往往能够起到意想不到的效果。譬如乌梅、柚子等都具有清热、凉血、解渴生津的作用，不仅含有丰富的维生素及微量元素，还可以降低血脂和血黏度，改善自身微循环，提高机体免疫力。

健康小贴士 >>>

银屑病患者洗澡时要注意水温，以35℃～39℃之间为宜。若水温太高则会刺激皮损部位，若水温过低则不能较好地软化鳞屑和促进皮肤的血液循环，不利于皮损消退。有条件的患者可以每日洗澡，并以药澡和温泉澡为好。

白癜风治疗有"四招"

　　白癜风在春、夏、秋、冬四季均可发生，但以夏季较为多见。夏季，人们的着装少了，患有白癜风的患者由于皮肤暴露，白斑显现，不仅容易引起旁人的注目，更给患者精神及心理上带来极大的困扰。目前，白癜风的治疗还是一个世界性医疗难题，尚无"根治"之法，因此有人称之为"白魔"。一些初发、面积比较小的白癜风治疗相对比较容易，病程较长、面积较大甚至散布身体的白癜风，治疗起来困难一些，但是经过合理、长期的治疗，大部分患者病情能得到有效控制，白癜风并不是不治之症。

招数一：心理调节

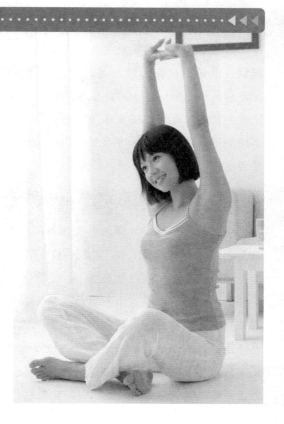

　　白癜风是一种影响容貌的常见皮肤病，有些患者往往会产生悲观、消沉、抑郁、恐惧等情绪。患者往往有种被歧视感与自卑感，表现为不愿与亲朋好友交往，回避社交活动，惧怕被人知道自己患了白癜风。这种长期压抑的情绪，使得整个机体的免疫防御功能下降，黑色素细胞生成受到抑制，从而使白斑发展或扩散，给治疗带来困难。因为精神思想上的长期压抑焦虑，使本来小面积的白斑扩大，甚至泛发的病例在临床上更是屡见不鲜。所以说，白癜风不仅仅是皮肤病，很大程度上它还是一种心理病，白癜风患者应

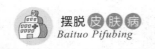

当树立战胜疾病的信心，积极主动地配合医生治疗，随时保持一个良好的心态，不因外表的变化而郁郁寡欢，把注意力转移到工作或者其他兴趣中，一旦焦虑减轻，疾病就更容易康复。

招数二：科学饮食

白癜风患者除了积极配合医生进行治疗外，还要注意科学调整饮食。过酸、过辣的食物，以及羊肉、海鲜、烟酒等都会影响病情和治疗效果。患者平时宜多吃富含酪氨酸与矿物质的食物（如肉类、动物肝脏、豆类、花生、核桃等），含铜丰富的食物（如田螺、河蚌、毛蚶等）及黑色食物（如黑米、黑豆、黑木耳、黑芝麻等），少吃富含维生素C的水果和蔬菜。

招数三：避免阳光直晒

很多皮肤病都需要避免太阳光直晒，白癜风也不例外。太阳光中的紫外线能促进黑色素代谢，适当晒太阳，能使黑色素细胞转移到皮层中，使肤色加深，有利于白癜风的治疗。但白癜风患者皮损处黑色素含量较少，对紫外线的抵抗力较弱，在炎热的夏季或中午时分，阳光中过强的紫外线反而能抑制黑色素细胞的代谢，使其失去产生黑色素的能力，所以白癜风患者应适当晒太阳，但要注意不可长时间暴晒。

招数四：科学治疗，贵在坚持

白癜风是一种慢性病，色素的再生、恢复都需要一个过程，不是一朝一夕就会出现治疗效果的。有些患者在治疗一段时间后，病情不见好转就放弃治疗，还有些患者"病急乱投医"，采用各种土方法治疗白癜风。其实，这些做法都是不正确的。随意中断治疗都会贻误在形态上或功能上受损的黑色素细胞的恢复，可能使之发展成完全型白斑，也可能使白斑越发越多，增加治疗的难度。正确的治疗方法是持之以恒，按疗程服药、涂药，不操之过急，不随便中止治疗或放弃治疗，这样才能达到预期的治疗效果。白癜风经治疗完全消失后，还需巩固治疗一段时间，以防止复发。

对于白癜风应当做到早发现、早治疗，白癜风发病后应及时去医院就诊，因为此时病程比较短，白斑面积比较小，治疗起来相对比较容易，一般患者都可以完全治愈。

不同时期的酒渣鼻治疗方法不同

　　患酒渣鼻后，除了会影响容貌外，还会给社交、生活等带来诸多不便。因此，发现患此病后应及时到正规医院就诊，在临床治疗上对待不同时期的酒渣鼻，治疗方法也不同。

早期以改变生活方式为主

　　对于早期的酒渣鼻，只要治疗措施得当，病情会一直稳定下去，不会朝中期发展。早期的治疗以改变生活方式为主，比如戒烟戒酒，避免食用辛辣刺激性的食物，多食用新鲜蔬菜、水果，保持大便通畅。长期便秘的患者可服用清热解毒的中药，注意劳逸结合，确保充分休息。在注重生活方式的同时患者还可以内服一些抑制皮脂分泌过多的药物，或者常用温水洗脸，并涂抹消炎药物，这样往往在治疗上能起到更好的效果。对于持续扩张的血管，可采用激光或光子照射治疗，以使血管闭合，红斑消退。

中期可考虑使用酒渣鼻划痕术

　　对于丘疹期的治疗可采用纯中药螨速康，若再加上一些内服药物如甲硝唑和维生素之类的，治疗效果会更好。对于感染控制超过两个月以上的患者可适当考虑使用酒渣鼻划痕术。这种手术可以切断已经扩张的小血管，使其不再扩张充血，同时也可对反复发生炎症后的粗糙表皮做清除。做完手术后休息片刻

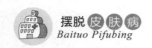

患者即可回家，术后7～10天手术区会长出新生上皮，反复发炎的脓疮、丘疹也会一并消除。术后两个月左右，表皮可恢复正常皮色。

晚期运用鼻赘削除术有疗效

　　鼻赘削除术是在划痕技术的基础上发展起来的，酒渣鼻切割术会破坏扩张的毛细血管及增生的皮脂腺和结缔组织，使毛囊上皮细胞再生，创面愈合，形成正常或接近正常的表皮，从而达到治疗的目的。在进行手术前应注意，有些患者鼻部有脓疮，应先外用酒渣鼻治疗液，待脓疮消退后再手术。手术后可选择适当的抗生素预防感染，一般术后3个月可渐渐恢复正常，若手术后不满意可待创面愈合后间隔3个月，再行第二次手术。通过手术，能清除掉肥厚鼻赘组织，使鼻外形基本恢复正常，同时创面不需要植皮，完全依靠鼻赘组织下原有的正常真皮中层组织来修复，所以术后不留任何手术缝合的痕迹，也不会发生植皮后色素沉着的遗憾。

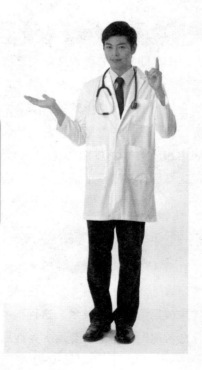

健康小贴士 >>>

　　酒渣鼻很容易与盘状红斑狼疮、寻常性痤疮、面部湿疹、痤疮相混淆，所以在治疗时应当注意辨别，防止错误用药给自身健康带来危害。

第五章

皮肤病患者用药指南

治疗皮肤病没有万能药，不同的皮肤病在使用药物时都有一定讲究，所以患者在选择如何用药时要有一个清醒的认识。

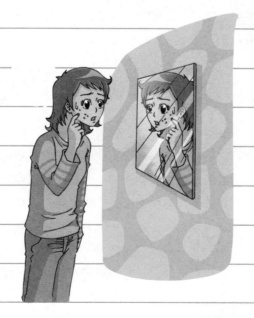

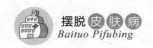
摆脱皮肤病
Baituo Pifubing

避开皮肤病用药的误区

在遇到皮肤病问题的时候，很多人喜欢用所谓的"经验"来解决，自己用一些外用膏药涂抹患处，而往往这些经验都是因为对皮肤病认识不深而产生的误区，这些误区在一定程度上影响了皮肤病的治疗。

误区一： 激素类药膏是皮肤病的万能药

引发皮肤病的原因很多，感染、变态反应、遗传都可以引起皮肤病，仅感染引起的皮肤病又可以分为细菌性、真菌性及病毒性皮肤病。这些皮肤病最初的外在表现多为红斑、丘疹、水疱、糜烂和瘙痒。普通人仅看皮疹，不易区别出病变的本质，就私自外搽被误认为"万能药"的激素类药物，而激素是免疫抑制药，可以诱发或加重感染，故对单纯疱疹、皮肤结核、痤疮等细菌和真菌性皮肤病都不适用。

误区二： 长期坚持使用一种药物

有些皮肤病人在使用某种药物后，病情得到了很大的控制，于是觉得应当坚持长期使用此类药物。其实这种做法不仅不利于疾病的治疗，而且药物还会产生不良反应。长期大量使用激素类药膏，会使用药部位出现程度不同的皮肤萎缩、变薄，毛细血管扩张，皮肤潮红或产生淤点、淤斑，皮肤干燥、发黑或呈鱼鳞病样变化，以及出现脱发、多毛、激素性粉刺等症状。若长期坚持使用抗生素类药物则会使病菌变异，产生耐药性，对所用药物免疫。因此，无论治疗哪种皮肤病，都应在用药一段时间后去医院复诊，让医生根据病情调整药物的种类和浓度，避免产生不良反应，更快地促进疾病康复。

误区三： "见好就收"，不持续用药

虽然长时间坚持使用一种药物会给人们带来困扰，然而不同皮肤病其发生、发展和转归各不相同。疾病的发展过程，有急性、亚急性和慢性之分，治疗时间也有长有短。有些皮肤病患者不注意疾病的发展过程，忽视了药物治疗的疗程。如足癣经治疗瘙痒停止后，许多患者就停止涂药，其实这样做并不利于巩固治疗效果，还容易复发。患者治疗疾病时不要自作主张减少或停止用药，以免导致用药的疗程不足。病人可咨询医生，由医生根据病情和治疗效果来决定。需要注意的是长期使用激素类药物的患者会对药物产生依赖，一旦停药会使机体产生不适。停用激素类药物时，患者应逐步减少用药剂量，直至完全停药。

误区四： 儿童、老年人都可以用激素类药膏

婴儿及儿童的皮肤非常娇嫩，体表面积也相对较大，因此对激素类药物会更加敏感，故婴儿以及儿童在用药时应尽可能减少药物的用量，使用低效或者不含激素的药膏。糖尿病、心力衰竭、癫痫及精神病患者和患有慢性疾病的老年皮肤病患者都应慎用激素类药膏。

误区五： 蚊虫叮咬后外用花露水、清凉油

夏季蚊虫猖獗，很多人在被蚊虫叮咬之后都会使用花露水涂抹患处，但花露水中是含有少量酒精的，如果皮肤有糜烂处，刺激性物质会加重皮肤的损伤程度；而且部分人涂抹花露水、清凉油等还可能出现过敏现象，这时要立即停止涂抹。蚊虫叮咬后使用外用药以止痒抗过敏为主，如炉甘石洗剂，使用方便。如果瘙痒剧烈，影响日常生活，可以口服一些抗过敏的药物，最常见的有开瑞坦。

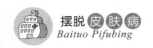
误区六： 面部可以任意涂抹药物

皮肤病外用药和治疗其他疾病的药物一样会产生不良反应，在面部涂搽外用药极易损害容貌。如常用的炉甘石洗剂，因含有不溶于水的矿物粉，这些矿物质颗粒会阻塞皮脂腺的开口，阻止皮脂腺分泌物排泄，常年积聚在脸上的炉甘石洗剂，易引发皮脂腺炎和毛囊炎。而在面部长期使用激素类药物，会使病情暂时得以掩盖，一旦停药，病情又会很快加重，甚至导致越坏越抹、越抹越坏的恶性循环，形成所谓的"激素皮炎"。

误区七： 孕妇不能口服或注射激素，但是能抹激素

妊娠早期禁止使用激素类软膏，因为若在此时使用可能会对胎儿造成影响，严重者还会造成胎儿畸形。妊娠期妇女常伴有多种多样的皮肤病，如妊娠疱疹、妊娠痒疹等等，病程可持续数月，分娩后病情可自行缓解。孕妇在分娩后也可在医生指导下酌情选择口服及外用中效皮质类固醇激素治疗，但切忌长期大量用药。

健康小贴士 >>>

对于皮肤病的用药来说，往往那些过去被人津津乐道的"经验"并不科学，甚至在某种程度上会给皮肤病的治疗带来不便和困难，所以皮肤病患者应当主动避开这些误区，接受科学合理的皮肤病治疗。

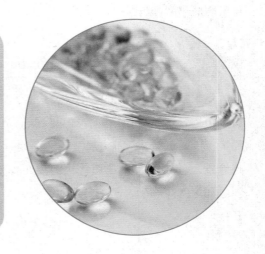

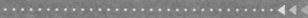 皮肤病用药原则及注意事项

皮肤病虽然是一种常见病、多发病，但它的用药也十分讲究，错误或者不合理地使用药物，往往会使病情加重，增加治愈难度。一般来说，皮肤病用药可以总结为三项用药原则、五项注意事项。

三项用药原则

1.**不同病期，剂型有别**。皮肤病药品的剂型可大致分为溶液、糊剂、粉剂、洗剂、软膏、乳剂和酊剂等。不同的剂型有不同的功效和适应证，比如洗剂，此种药物就是水和粉的混合制剂，储存状态时水在上层，粉剂沉淀在瓶底，使用时应先摇匀，然后用棉签涂用。它的作用除了消炎、杀菌、止痒外，还可以通过洗剂外用蒸发水分降低皮肤温度，以达到治疗作用。而软膏类药物则会使皮肤软化，药物易深入吸收，对某些角化、慢性皮肤病，如斑块型银屑及重度皲裂等有很好的治疗效果。

皮肤病的病期不同，症状和皮损特点也不同，一般急性期局部红肿、水疱、糜烂时，多选用溶液湿敷，主要是冷敷，用比创面略大的消毒纱布4~6层，浸透上述湿敷溶液，微微拧干后以不滴水为度，放在创面上。可根据创面渗液情况，每隔15~30分钟更换纱布1次，此种方法可以使有渗出液的创面渗液减轻，保持创面清洁。皮损处于亚急性时期时，红肿减轻，渗液减少，可根据实际情况选用糊剂、粉剂和洗剂，发挥其消炎、止痒、收敛的作用。慢性期皮损增厚，呈苔癣样变时，多使用软膏和乳剂，它们穿透力强，作用持久，且有润滑作用，但如果过度使用可以造成局部皮肤萎缩、多毛，毛细血管扩张以及色素沉着，给患者带来不必要的烦恼。

"干对干，湿对湿，不干不湿用糊剂。"这是因剂型不同的用药原则，即使是同一药物，同一剂型，也可因浓度不同而各有差异。如3%水杨酸有软化和溶解角质作用，而20%以上的水杨酸却是一种腐蚀剂。

2.**对症用药，准确选药**。不同的皮肤病应该使用不同的药物，如果选错药

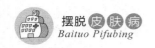

物就会使得病情变得很复杂。譬如肤轻松软膏是合成的激素制剂，有消炎和抗过敏的作用，对多种皮肤病，如接触性皮炎、湿疹、神经性皮炎及脂溢性皮炎等病是有效的，特别是对这些皮肤病所引起的瘙痒，有一定的止痒作用。然而，它并不是治疗皮肤病的万能药，一些感染性皮肤病，外用肤轻松不但无效，甚至还会使局部抵抗力降低，令病情加重。如足癣、股癣等皮肤病，都是由表皮癣菌引起的，肤轻松没有直接杀灭或抑制这些癣菌的作用，只能起到暂时控制炎症和止痒作用，不可能杀死癣菌。

在遇到皮肤病问题的时候，患者尽量不要随便涂抹膏药，应仔细观察病症，查阅相关资料或咨询医师，弄清楚到底自己患上了哪种皮肤疾病，应该选用哪种药物来进行治疗，因为有些药物即使只有一字之差用途却相差很大，如雄黄膏是用于治疗银屑病的，而硫磺膏则是用来治疗疥疮、痤疮、湿疹的。

3.掌握用法，科学用药。即使是选用了正确的药物，也应该按照科学的使用方法来进行给药，不能盲目滥用。皮肤病用药主要是根据病情和药物剂型来做出时间和次数上的安排。

溶液和洗剂类药品容易挥发而降低疗效，所以在用药次数上可以相对多一些，一般每3个小时用药一次；而作用效果持久的酊剂和软膏只需要每天早晚各用一次。有些患者的患病部位有溃烂、渗液等症状，故用药前应当将患部清洗干净，适当地小面积消毒；外表皮有结痂的可以用食物油软化后拭去；有较大水疱的可用消毒空针筒抽出疱内溶液，保留疱壁；若头部需要给药，可适当剪去部分头发，这样有利于膏药作用于病患处。

皮肤病种类繁多，治疗方法也多种多样，患者可根据自身病情制定出合理的治疗方案，科学用药，早日摆脱皮肤病的困扰。

五项注意事项

在治疗皮肤病的过程中，除了合理使用药物外，还应做到以下五项注意。

1.用药期间，不宜同时服用其他温热性药物，如果正在使用其他药品，应先咨询医师或药师后再用，因为某种药物可能单独服用并无大碍，然而若两种或者两种以上药物一起服用则会产生药物相克的现象，这不仅使药效大打折扣，严重者还会影响到患者的生命健康。

2.孕妇或哺乳期妇女、过敏体质者应慎用激素类药物，因为此类药物可能会通过母体影响胎儿和新生儿的健康，另外儿童、年老体弱或患有其他疾病者，应该在医生的指导下服用。

3.不同的个体和皮肤的部位，对各种外用药的适应性常有一定的差异，所以药物的浓度应由低到高，受药面积应从小到大，若用药后病情稳定，无不良反应，则可逐渐普及到全身用药。不同部位的皮肤渗透速度也有一定的差异，面部、乳房、外阴处不可用浓度高或刺激性强的药物，手掌、足底部等可用高浓度的药物。

4.尽量避免口服药物，因为口服药物往往会给机体带来相比外用药更为严重的损伤，若因病情需要口服，那么一定要向医生询问清楚是饭前服用还是饭后服用，防止药物刺激胃部，引起呕吐。

5.用药后若身体出现不适症状，如皮疹更加严重，皮肤瘙痒难耐，则应立刻停药，并及时去医院就诊，查明原因，防止药物性过敏。

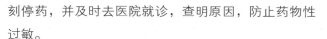

健康小贴士 >>>

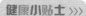

皮肤病的用药应当持之以恒，不可"三天打鱼，两天晒网"，在用药期间应当严格按照用药原则进行，不可盲目滥用药物，儿童和孕妇则更应当温和用药。

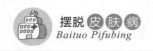

慎用激素类药物

激素类药物具有抗炎、抗毒、抗过敏、抗休克、免疫抑制、退热等作用，在病情危急的情况下，若应用适当，能使病人转危为安，发挥其他药物无法比拟的独特治疗作用，有皮肤科领域"抗生素"之称。尽管如此，它并不是万能药，如果药物使用不当，也会产生很多不良反应甚至诱发某些严重的并发症，危及生命。

不适合使用激素类药物的疾病

癣类皮肤病。癣类皮肤病包括手癣、足癣、体癣和股癣。这些皮肤病都是由真菌感染引起的，而激素类软膏对真菌不但没有杀灭或抑制作用，还会促进真菌的生长繁殖，加重病情。在临床上，经常有患者用激素软膏治疗癣类皮肤病，初用时会起到暂时控制炎症和止痒的作用，患者误认为是治疗有效，其实这样并没有杀死真菌，用药几天后，原有的皮疹不仅不会消失，反而面积会逐渐扩大，瘙痒更加厉害。

细菌性和病毒性皮肤病。细菌感染性疾病如脓疱疮、毛囊炎、疖、丹毒等，以及病毒感染性疾病如寻常疣、扁平疣、单纯疱疹、水痘、带状疱疹等，应用激素软膏后，虽然能暂时减轻症状，但不能杀灭病原体，长期应用后可使病情加重，严重者还会并发化脓性感染。

青春痘。青春痘，是青春发育期最为常见的一种皮肤疾病，主要是由皮脂腺活动旺盛而引起。这种皮肤病容易合并感染发生脓胞，如果使用激素类用药，会使得症状更加严重。而且脸部的皮肤非常薄嫩，长期或者大量使用激素类药物，会造成皮肤萎缩、发皱、变薄，毛细血管扩张，出现很多令人烦恼的皮肤问题。

激素类药物用药原则

在使用激素类外用药的时候，首先要强调不能滥用。因为激素类药物结构不同，种类很多，疗效也有差异，不同分类的药物使用情况完全不同。外用激素药膏一般分为超强效、强效、中效、弱效四个等级。超强效和强效，适用于重度、肥厚性皮损或手足部皮肤较厚的部位；中效适用于轻中度皮损部位；弱效适用于轻度皮损，可用于面部及皮肤薄嫩、褶皱部位。激素类药物药效越强，不良反应越大，造成的危害也越多，因此使用高强度激素类外用药的时间最好不要超过2周。譬如在治疗顽固性皮肤病时，一般先使用超强效的药物，先控制症状，待治疗一段时间后，病情有所好转就要在药物的剂量上逐步减少，减少用药次数，降低使用药物的药效级别。所以对大

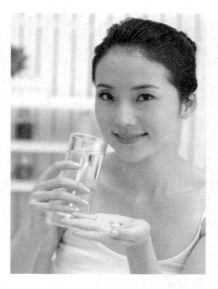

多数病人而言，尤其是需要长期维持用药的病人来说，最好先用高效类，待病情控制后即应改用低效类。

　　使用含有激素的药物一定要慎重，不能较长时间或短时间内大剂量使用，以免造成不良后果。如果病情急需，一定要在医生的正确指导下合理应用，使用的时间不能过久，一般连续用药不能超过两周，使用面积也不宜过大，最好在人体面积的30%~50%以内。如不想使用激素类药膏，可选择非激素的抗炎皮肤外用药来代替，此类药物安全、长效，而且与激素类药膏相比，没有那些不良反应，可长期使用。

健康小贴士 >>>

　　如今，随着人们对激素类外用药认识的加深，合理使用激素类药物已经开始渐入人心，在使用药物前，应仔细阅读说明书，了解该药的适应证、使用方法及使用期限等，确定所用激素类药物是否对症，以免延误病情，造成病情进一步加重。

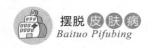
哪些因素会影响皮肤对药物的吸收

外用药物在皮肤病的治疗和预防上占有十分重要的地位，它可直接接触到皮肤的损害部位而发挥药物作用，同时还可避免口服药物的不良反应。然而，并不是所有的药物在涂抹病患处后都会有很好的治疗效果，皮肤对药物的吸收往往跟很多因素有着不可分割的联系。

影响皮肤吸收的生理因素

皮肤对药物的吸收主要通过角质层、毛囊皮脂腺和汗腺进行，药物涂擦到皮肤表面后，必须透过皮肤组织，进而到达血管和淋巴管才能发挥治疗作用，而影响皮肤对药物吸收的生理因素主要是年龄和身体部位。

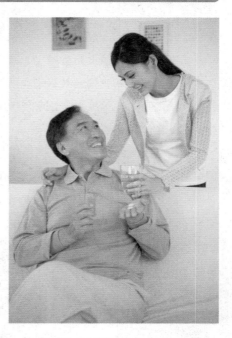

年龄与性别。一般新生儿和老年人的皮肤对药物的吸收速度要明显高于其他年龄段的人，尤其是婴幼儿。它们的角质层虽然发育良好，但其屏障特性仍不及成人，药物透皮吸收比成人快7倍，因此在使用皮肤表面用药时，要注意婴幼儿对外用药的易吸收性，剂量不宜过大，谨慎给药。

身体部位。不同部位皮肤的角质层厚薄、完整性及其通透性不同，因此吸收能力存在差异。其中以阴囊皮肤的通透性最大，吸收能力最强，其次是面部，一般是鼻翼两侧吸收能力最强，上额和下颌次之，两侧面颊最差。其他部位的吸收能力依次分别为大腿内侧、上臂屈侧、前臂，以掌跖部的吸收能力最差。

影响皮肤吸收的病理因素

影响皮肤吸收药物的病理因素主要是指皮肤的完整性遭到了破坏，即皮肤受到损伤、病变或者被水合，这三种情况下也会影响皮肤对药物的吸收。

皮肤损伤。皮肤损伤是指皮肤在受到外力或者经化学物质而损伤了角质层的屏障作用。角质层屏障的完整可以很好地调节物质的经皮吸收，如果屏障受损，物质的吸收就会增加，对药物的吸收也会明显加大，例如湿疹患者的皮肤对药物的透入性比正常皮肤要大3~5倍。

炎症。皮肤发生炎症时会使得血液的流动速度加快，这种速度的加快使得经表皮到真皮的药物很快被移去，内外的药物浓度差别较大，有利于药物的经皮透入。

皮肤水合程度。皮肤的角质层可被水合，即跟水分结合后使得细胞体积膨大，角质层肿胀疏松，使皮肤的渗透性增加。皮肤角质层的水合程度越高，皮肤的吸收能力就越强，因此有些外用药物通过封包的方式阻止汗液蒸发，增加水合程度能使药物的透皮吸收增加。

影响皮肤吸收的外在因素

外在环境的变化也会影响皮肤对药物的吸收。比如温度升高可使皮肤血管扩张、血流速度增加，加快已经透入组织内的药物的转移，保持内外的浓度差，使得药物更容易渗入进来。此外当环境湿度增大时，皮脂黏度降低，也会使局部的血液循环加快。

除外在的温度和湿度，用肥皂清洗皮肤，可使得毛囊和皮脂腺出口的堵塞物被洗掉，增加了皮肤的水合状态，使得药物更加容易渗入。

影响皮肤吸收的药剂因素

直接作用于病患处的药物，是影响皮肤吸收的关键。一般认为药物的浓度和药物的剂型会在很大程度上影响皮肤吸收，而与涂抹药物量的多少并无太大关联。

药物浓度。药物浓度一般与皮肤的吸收率成正比，即药物浓度越高，皮肤

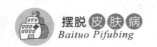

吸收的就越多。但也有少数药物浓度过高时会使角蛋白凝固，皮肤吸收愈多，反而使皮肤通透性降低，影响药物的吸收。例如石碳酸在低浓度时皮肤吸收良好，而在高浓度时却会吸收不良甚至还会损伤皮肤。

药物剂型。剂型对药物吸收有明显的影响。有人认为皮肤具有类脂膜的性质，所以脂溶性药物较水溶性药物易于穿透皮肤，如挥发油、苯酚、水杨酸、性激素、脂溶性维生素、肾上腺皮质激素等。也有人认为皮肤细胞是类脂性的，而组织液又是极性的，因此药物需要既具有脂溶性又具有水溶性，才容易穿透皮肤而被吸收，如黄体酮与雌二酚化学结构相似，又都为脂溶性，但雌二酚又溶于水，故较前者易被皮肤吸收。

除药物浓度和药物剂型外，药物的颗粒大小也会影响吸收，颗粒越小透过皮肤间隙的可能性越大。而药物物质的分子量与皮肤的吸收率之间无明显关系，如分子量小的氨气极易透皮吸收，而某些分子量大的物质（如汞、葡聚糖分子等）也可透过皮肤吸收。

健康小贴士 >>>

　　根据影响皮肤吸收药物的不同因素，在涂抹药膏的时候应注意适应证和使用方法，保证药物在短时间内能够有效地作用于患处，使得皮肤病在早期就能够得到很好的治疗，防止病情进一步加重。

肤轻松不是灵丹妙药

很多人在皮肤出现问题的时候，不去医院就诊，而是习惯性地去药店买上一支肤轻松软膏。肤轻松软膏在某些时候确实能够缓解皮肤的不适症状，但我们不能因此就认为肤轻松是适用于一切皮肤病的灵丹妙药，这是一种很危险的认识。

肤轻松的适应证及局限性

　　做为一种肾上腺皮质激素类药，肤轻松软膏具有较强的抗炎及抗过敏作用，尤其对于某些皮肤病所引起的瘙痒症状有一定的缓解和局部消炎的作用，比如过敏性皮炎、异位性皮炎、接触性皮炎、脂溢性皮炎、湿疹、皮肤瘙痒症、银屑病、神经性皮炎等。在使用肤轻松时，应该在医生的指导下配合其他治疗手段，不能长期大面积滥用。

　　皮肤病的成因及分类极其复杂，而肤轻松软膏对大多数皮肤病并不适用，尤其是一些感染性皮肤病，单纯外用肤轻松不仅不会起到治疗或辅助治疗的作用，还会造成局部皮肤的抵抗力降低，加重病情。不正确的使用方法甚至会对患者的健康造成更加恶劣的影响。

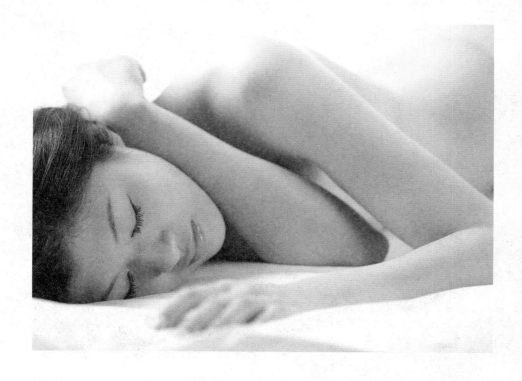

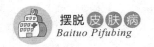

需谨慎使用肤轻松的人群

由于激素有导致胎儿畸形的作用，因此有必要使用肤轻松的孕妇或哺乳期妇女应该在医生的指导下短期、少量、小面积使用，千万不能不加权衡私自滥用。

长期的大面积使用会使皮肤吸收激素量过多，抑制肾上腺皮质功能，造成严重后果。儿童或婴幼儿面部尤其要禁用肤轻松，因为孩子的皮肤细嫩，对于强效激素制剂的抵抗力差，连续使用一两次肤轻松就会有明显黑斑出现，长期使用会使孩子面部皮肤变薄、发皱、萎缩等，影响孩子的面部美观及皮肤健康。

健康小贴士 >>>

肤轻松并不是一种"万能药"，在面对皮肤问题时，千万不能急于使用肤轻松药膏，因先查明病因，针对具体的症状合理用药。

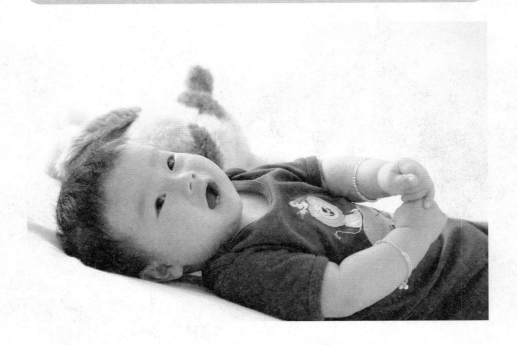

第六章

皮肤病的饮食护理

　　我国传统养生理念讲究药食同源，正确的饮食方式对于防治各种疾病都有重要意义。对于皮肤病患者来说，同样应该从疾病的性质及所食药物的特点出发，避免食用容易引起不良症状或加重病情的食物，在不同的病情阶段确定正确的饮食结构，谨防病从口入。

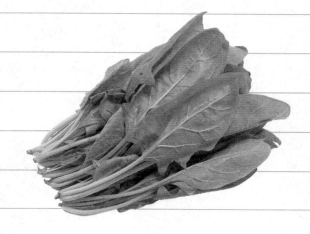

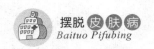

⊕ 避开食物过敏原

在皮肤病患者中，因食用了某种食物而导致的皮肤过敏不在少数。事实上，随着人们生活水平的不断提高，各种各样的食物开始出现在人们面前，因食物而导致皮肤过敏诱发皮肤疾病的概率也在逐渐增加。对于那些易对某些食物有过敏症状的人群来说，在享用美味食物的同时也要注意这些食品当中是否含有对自身容易过敏的物质。

容易诱发过敏的食物 ◀◀◀

牛奶过敏。牛奶过敏是人群中最为常见的一种过敏，即饮用了牛奶之后人体会出现湿疹、呕吐、腹泻，严重者还会引起肝脾肿大、腹水、抽搐，特别严重者还会有生命危险，此类过敏主要发生于婴幼儿和儿童。对牛奶过敏的人是因为体内缺乏一种半乳糖转移酶，以致于人体不能分解牛奶中的半乳糖，造成半乳糖积累，产生毒性，然后扩散影响全身，引发过敏。

蛋白质过敏。鸡鸭鱼肉等食物中富含大量的蛋白质，有些人食用这些食物后就会引起蛋白质过敏，出现各种皮疹，肠胃也会因此受到很大影响。蛋白质过敏和牛奶过敏有相似之处，都是因为身体内部缺少某种酶。蛋白质中有种叫苯丙氨酸的成分，有人先天性缺乏苯丙氨酸羟化酶，不能把苯丙氨酸转换为黑色素，因而出现"白化症"，苯丙氨酸如果在大脑中积累过多还会影响大脑功能，发生癫痫。

酒精过敏。酒精过敏常出现在饮酒后30分钟内。通常面部及颈部有皮肤潮红、眼内充血、心率加快等症状，有时会有呼吸困难、胸闷和严重哮喘的发作。没有饮酒的人也会因接触了含酒精的物品从而使得血管扩张，诱发过敏反应。所以有严重酒精过敏或哮喘史的患者应禁酒，甚至包括酒饮料及含酒精的药物。

菠萝过敏。作为水果类的菠萝也会诱发皮肤过敏。这是因为菠萝含有菠萝蛋白酶，它是一种蛋白水解酶，是引发菠萝过敏的主要成分。过敏者食用菠萝

15分钟到1小时后，即可出现腹痛、呕吐，皮肤会有瘙痒、潮红、全身起荨麻疹以及四肢与舌发麻、多汗等症状，严重者会出现呼吸困难，甚至休克。

提高警惕避开过敏原

现代生活使得食物种类越来越丰富，出现了很多再加工的食物，这些食物在被加工的同时加入了很多添加剂，而这些添加剂中往往就含有某种可能会引起食物过敏的物质，所以日常生活中，我们在食用某种食物时要考虑到以下几点。

1.对自身有清醒的认识，知道哪些食物会对自己产生过敏反应，必要时可以携带一些紧急抗过敏的药物，对抗因一时疏忽所带来的皮肤过敏症状。

2.购买某种食品时，应仔细阅读包装袋上公布的食品所含成分。有些人往往会出现前几次购买某种食品时并未出现食物过敏反应，而最近食用这种食品时却引起了各种皮肤的过敏反应。此种病例大多是由于患者在再次购买这种食品时并未再仔细阅读标志，而恰巧这种食品在加工过程中更换了某种成分。所以如果有食物过敏反应的人，在每次购买之前，都应仔细阅读食品标志。

3.外出用餐时要更加小心，不能仅仅根据菜单描述选择点餐，应主动向餐馆人员询问具体细节，包括某种菜色的成分及烹饪方法，避免食用易过敏的食物。

4.预防食物过敏要有决心。食物过敏者切不可经不起诱惑而食用那些会让自身过敏的食物，那样口馋虽解但却给自身留下了皮肤问题。

健康小贴士 >>>

预防因食物过敏而导致皮肤问题的最佳方式，就是彻底避免那些能导致过敏的食物，或者含有这些易致敏物质成分的再加工食品，从根源上做到隔绝。

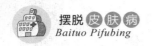

患病期间禁食发物

中国自古就有"忌口"一说，顾名思义就是不能吃什么，人们常常把那些容易加重病情的食物称之为"发物"。在日常生活中，有些皮肤病患者往往对"发物"统统忌口，而有些患者却敢"冒天下之大不韪"，其实这两种态度都是不对的。患者应根据自身病情合理忌口，既不耽搁品尝美味的机会，也能对自己的疾病起到辅助治疗作用。

大多皮肤病忌辛辣刺激和高蛋白食物

对于大多数皮肤病患者而言，医生都会建议在饮食上以清淡为主，尽量少食或者不食辛辣的食物，带刺激性和富含高蛋白的食物，因为这些食物往往会对皮肤病的治疗产生很大影响。譬如皮肤病患者大多都有皮疹产生，而皮疹正是由于所食"发物"里可能含有某种异蛋白所引起的。这种蛋白质被人体吸收后就会引发皮肤过敏，所以一些变应性皮肤病，比如湿疹、荨麻疹、药物性皮炎、接触性皮炎在发病期或疾病治愈后的一段时间内，都应限制或禁食鱼、虾、蟹等海腥"发物"。而神经性皮炎、瘙痒症则应禁饮浓茶、酒类、辛辣刺激性食物。因光照过敏而引发的日光性皮肤病患者在避免日晒的同时应忌食紫云英、油菜、田螺等光敏性食物。所以，皮肤病患者一定要谨遵医嘱，避免食用"发物"，不然引起皮肤病反复发作，越发难治就更麻烦了。

小范围测试"发物"

临床观察发现，有些皮肤病，如皮炎、瘙痒与食用的食物有密切的关系，但是有些皮肤病则与饮食并无太大关系。还有些皮肤病患者只是对一两种食物过敏，对其他食物并无过敏症状，所以就不必将禁忌食物的范围放得过大。

小范围测试"发物"是指，皮肤病患者可以将吃进的某种不确定是否为"发物"的食物的种类、时间和与之发生的症状记录下来。若在进食不久或在一天之内皮肤开始出现异样，则可划归为致敏食物一类。此种测试方法虽然可以使忌口更加具有针对性，缩小了忌口的范围，但是具有一定危险性，如果引起过敏或不适，应及时就医。

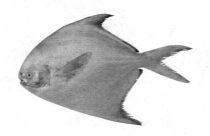

对症补充正确的营养素

人们每天都需要从食物中获取维持生存、生长发育、体力活动和自身健康的营养素。营养素是治疗皮肤病的有效方法。目前已知人体中所需的营养成分大约有五十多种，与皮肤病治疗有关的营养素主要有蛋白质、脂肪、糖类、水、维生素和无机盐等。

根据不同病症合理补充营养素

营养素的补充基本上是从饮食入手，根据患者所患皮肤病的病症，合理搭配膳食，不能盲目乱补，还应考虑各食物之间是否会因叠加而产生毒素，及哪些食物应当是禁食的。

干皮症、毛孔性角化症。干皮症患者往往皮肤粗糙、瘙痒，并有一层细小鳞屑脱落，指甲也会出现凹陷线纹。毛孔性角化症患者则表现为皮肤出现毛孔粗糙的小红疹。这两种皮肤疾病都是由缺乏维生素A而引起的，所以在治疗过程中建议多吃些富含维生素A的食物如鳗鱼、鱼肝油、动物肝脏、蛋黄、奶油，其中以鸡肝所含维生素A的含量最高。

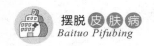
脂溢性皮炎。脂溢性皮炎是一种较常见的皮肤病，多因饮食中缺乏维生素B$_2$和维生素B$_6$所致，患者还常伴有口角龟裂、舌炎等症状。因为维生素B$_2$和B$_6$在动物肌肉及内脏中含量丰富，因此常吃肉的人可预防维生素B$_2$、维生素B$_6$的缺乏。

出血性皮疹。缺少维生素C会造成人体出血性皮疹，此种皮疹容易发生于下肢，皮肤上会有小血点出现，然后小血点会融合成片，形成大片瘀斑，压迫不褪色，并伴有毛孔一致性角化。多食用富含维生素C的蔬菜和水果可以有效防止出血性皮疹的产生，比如猕猴桃、鲜枣、草莓、枇杷、红椒、黄椒、芥蓝和菜花等。

脚气病。脚气病是一种缺乏维生素B$_1$而引起的全身性疾病，患者在外在皮肤受到损害的同时还会出现消化不良、气色不佳、四肢浮肿等症状，多吃猪肉、动物肝肾、玉米、豆类、花生等食物可以有效改善病情，其中以花生含维生素B$_1$最多。

日光性皮炎。维生素D是一种脂溶性维生素，除对骨骼的生长发育有重要作用外，它还能促进皮肤的新陈代谢，降低紫外线对皮肤的损伤。缺乏维生素D，皮肤经日晒之后就可能发生日光性皮炎、干燥、脱屑等现象。三文鱼、牛

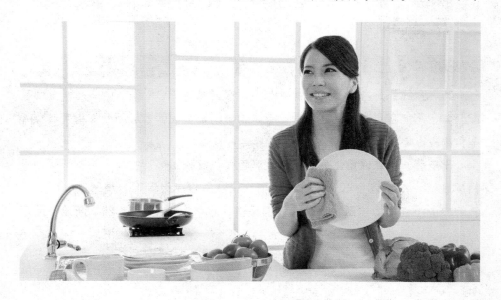

奶、鸡蛋等食物中都含有大量的维生素D，多食用这些食物可以有效改善皮肤状况，降低日光性皮炎的发生频率。

白癜风。胶原蛋白是人体内含量最多的一种蛋白质，扭结后可以构成胶原纤维，胶原纤维是构成骨骼、牙齿以及结缔组织的主要物质。人体缺铜就会影响胶原组织的交联不全，使人出现乏力、齿落、关节疼痛等现象，严重者还会引发白癜风。与此同时，铜可促进铁的吸收、运输及利用，与贫血有关。白癜风及缺铜的患者平时可以从鱼类、硬壳果、动物肝脏及鸡蛋等富含微量元素铜的食物中吸取。

补充营养素的方法要合理

在营养素的补充过程中，应针对不同的病症制定出合理的饮食计划。切不可贪大求全，盲补滥补，应在查阅资料，咨询相关专业人士的基础上做出正确的选择。

禁忌食物不可补。在营养素的补充过程中，有些皮肤病患者是有"忌口"的，也就是我们之前提到的"发物"，如海鲜、羊肉、狗肉、动物肝脏等。这类食物虽然含有丰富的维生素和蛋白质，但对于皮肤病患者，特别是对这些食物有过敏症状的患者，是万万不可食用的，以免影响皮肤病的疗效，甚至加重病情，使疾病反复发作。

忌食物相克。我们所食用的食物品种丰富，但各种食物若是组合不当或者寒热性相差太大，就会使得食物中的营养价值降低，产生食物相克的症状。比如，吃富含铁质的食物，如谷类、肉类及各种蔬菜，就不宜同时饮用含有单宁酸的咖啡、茶叶或红酒等，否则会降低人体对铁质的吸收能力。

维生素过度易致病。维生素缺失会引发很多疾病，所以在治疗过程中，医生往往建议补充维生素，辅助治疗，然而维生素的补充也不是越多越好。比如缺少维生素A会使得人体皮肤干燥脱屑，然而过度补充维生素A就会引发维生素A中毒，急性中毒者往往有嗜睡症状，皮肤出现红肿、脱皮现象，慢性中毒者则显得比常人更容易焦躁，体重增加，日久之后会有骨痛和软组织肿胀。维生素D虽可以促进皮肤代谢，调节皮肤的光敏性，但过度补充维生素D则会使患者

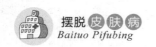

表现出厌食、恶心、倦怠、烦躁不安等症状，严重者尿中会出现蛋白质、红细胞、管型等改变，随即易发生慢性肾功能衰竭。

微量元素应微量。 凡是占人体总重量万分之一以上的元素，如碳、氢、氧、氮、钙、磷、镁、钠等，称为常量元素；而占人体总重量万分之一以下的元素，如铁、锌、铜、锰、铬、硒、钼、钴、氟等，称为微量元素。微量元素的补充应紧扣"微量"二字，譬如铁元素只占人体总重量的百万分之六十，缺铁就会导致缺铁性贫血，但如果过度补铁，铁在血液及组织中过多积聚，就会使得皮肤色素沉着，使皮肤呈灰棕色或铜色，日久以后甚至会引起肝硬化、糖尿病及心力衰竭。毛发与皮肤的色泽是否正常，与人体血液中铜的含量有关，如果人体严重缺铜就会引发毁容性皮肤病。但缺铜不能盲目补铜，因为铜只是一种微量元素，体内含量过多，就会增加肝、肾功能的负担，并引起厌食、消化不良等症状，引发急性铜中毒、肝豆状核变性、儿童肝内胆汁淤积等病症。

健康小贴士 >>>

营养素的补充应该在对自身病症有清楚的认知情况下进行，不可盲目滥补，否则往往花费了时间和精力却又收效甚微。患者可以在补充营养素之前详细查看资料，也可咨询主治医师，弄清楚补什么、怎么补，然后再根据自身情况合理地补充营养素。

患上皮肤病不要乱吃肉

就在中国人随着生活水平的不断提高开始抛弃"五谷杂粮"的时候，欧美诸多发达国家的人们却渐渐远离肉食，餐桌上频频可见玉米、小麦和大豆。各项研究和统计数据都表明，过多食肉对身体并无太多好处。对健康人如此，对皮肤病患者也如此。

肉类影响药物作用

　　肉类食物中含有丰富的蛋白质，而几乎每一种蛋白质都含有组氨酸。患有过敏性皮肤病的患者，其发病机理为一种叫做组织胺的物质与其受体结合，产生生物活性，从而形成机体的过度反应。而我们服用的治疗过敏用的抗组织胺药，也能与组织胺受体结合，但它并没有活性，不会触发过敏反应。通过食肉摄入的组氨酸，会产生大量的组织胺，而此时抗过敏药往往在"竞争力"上逊色于组织胺，很难占据受体的位置，不能很好地发挥药物作用，影响到皮肤病的治疗效果，同时还会伴有头晕、胸闷，也会使得快要痊愈的皮肤过敏再次严重复发。

　　肝脏里含有各种药酶，大多数药物都需要在这些药酶的作用下被分解代谢，然后作用于病患处。肉类食物中含有很多营养物质，有些营养物质也需要药酶的作用，加之肝脏中药酶的数量有限，于是就会出现"求大于供"的现象，使得很多药物因没有药酶作用而代谢缓慢，甚至还会在体内产生蓄积，引起药物中毒和肝脏损伤。除此以外，有些肉类中的物质还会直接参与皮肤病的炎症，譬如牛肉中的花生四烯酸的含量明显高于其他的肉类食物，而银屑病患者的皮疹中则含有高于正常人20多倍的花生四烯酸，花生四烯酸的代谢产物参与了银屑病的炎症，所以皮肤病患者不要过量食用肉类。

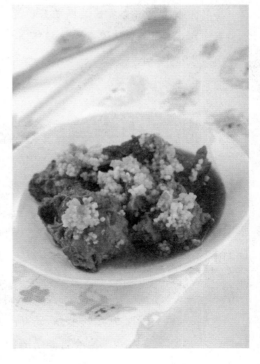

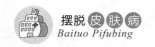

多食肉使得体质呈酸性 ●●●●●●●●●●●●●●●●●●●●●●●●●●●●●● ◀◀◀

日常生活中人们都认为肉类是非常有营养的食品，患者应该多吃肉来增加营养，然而情况却恰恰相反，多食肉往往会增加体内的负荷物，产生机体不能代谢的尿素和尿酸，使得人体处于酸性体质。酸性体质会导致细胞活性降低，一旦身体表面出现一些小伤口，就很难愈合，这种自愈力的低下使得皮肤病很容易发生，而且难以根治。

健康小贴士 >>>

皮肤病患者不应当乱吃肉，最好能做到不吃肉，因为食肉往往不能有效地帮助皮肤病的治疗，甚至在某种程度上会影响到治疗效果。若需要补充肉类里所含有的某种营养物质，可以选择含有此种营养物质的蔬菜、水果或豆质品来代替，这样可以减少食肉对身体的损害。

蔬菜也会导致皮肤病

蔬菜是人们日常生活中必不可少的食品，含有丰富的维生素、无机盐、纤维素等营养物质，对改善机体的内环境和提高自身免疫力都有很大作用，所以很多皮肤病患者在补充自身营养的时候都会将蔬菜作为首选。然而有些人却会因为食用了某些蔬菜而产生某类皮肤病，最为常见的就是蔬菜日光性皮炎。

蔬菜也可引起皮炎 ●●●●●●●●●●●●●●●●●●●●●●●●●●●●●● ◀◀◀

有些人在食用了某种蔬菜之后局部皮肤有瘙痒感、灼热感，身上还会出现瘀点、水疱甚至是大疱，疱液可能是清色，也可能带血，严重者还可能出现皮肤溃疡和糜烂，同时伴有头痛、乏力、发热、恶心、呕吐、食欲减退等全身性反应，此种病症医学称之为"蔬菜日光性皮炎"，俗称"大头瘟"，发病部位多在面部、颈部和四肢外侧。

蔬菜日光性皮炎的发生除了与患者体质有密切关系外，还需具备两个条件：一是患者必定在发病前食用了某种含有感光素的蔬菜；二是这种感光性物质在体内达到一定浓度时，人体裸露部位的皮肤在经过太阳光的照射后才能发挥致病作用。蔬菜日光性皮炎常发于20至40岁的女性，因为这些女性接触日光的机会较多，而且食用这些蔬菜的次数也非常频繁。

蔬菜日光性皮炎的预防与治疗

蔬菜日光性皮炎一般会在食用蔬菜5~20个小时后发病，且发病率和病情轻重与烹饪方法和进食菜量有关，食菜量越多，发病率越高，病情也越严重。一般而言，食用这些蔬菜后可根据此皮肤病发病的两个必要条件自行处理，即应立刻停止食用与发病有关的蔬菜，避免受到太阳光直射。症状较轻者应大量喝水，因为喝水可以将体内的过敏性物质排泄掉；严重者可使用抗组织胺类药物或者去医院接受治疗。

对于易患蔬菜日光性皮炎的患者，应少食具有光敏性物质的蔬菜，饭后应尽量避免暴露在阳光下，天气炎热时可服用一些清热祛火的药物，如牛黄清心丸、人丹、十滴水等。除了避免食用"光感性"食物外，还可以通过服用维生素B、维生素C和多参加体育运动来提高自身的抵抗力，防止蔬菜日光性皮炎的发生。

健康小贴士 >>>

　　对于易患蔬菜日光性皮炎的患者来说应尽量不要食用如雪菜、油菜、苋菜、刺儿菜、马齿菜、灰菜以及黄泥螺等含有光敏性物质的食品，以从根源上杜绝此类皮肤病的发生。

图书在版编目（CIP）数据

摆脱皮肤病/吴艳编著. --北京：中国人口出版社，
2016.1

（名院名医谈健康）

ISBN 978-7-5101-3842-3

Ⅰ.①摆… Ⅱ.①吴… Ⅲ.①皮肤病－防治 Ⅳ.①R751

中国版本图书馆CIP数据核字（2015）第258591号

摆 脱 皮 肤 病

吴　艳　编著

出 版 发 行	中国人口出版社
印　　　刷	北京和谐彩色印刷有限公司
开　　　本	720毫米×1000毫米　1/16
印　　　张	9.5
字　　　数	185千字
版　　　次	2016年1月第1版
印　　　次	2016年1月第1次印刷
书　　　号	ISBN 978-7-5101-3842-3
定　　　价	19.80元

社　　　长	张晓林
网　　　址	www.rkcbs.net
电 子 信 箱	rkcbs@126.com
总编室电话	(010)83519392
发行部电话	(010)83534662
传　　　真	(010)83515922
地　　　址	北京市西城区广安门南街80号中加大厦
邮　　　编	100054